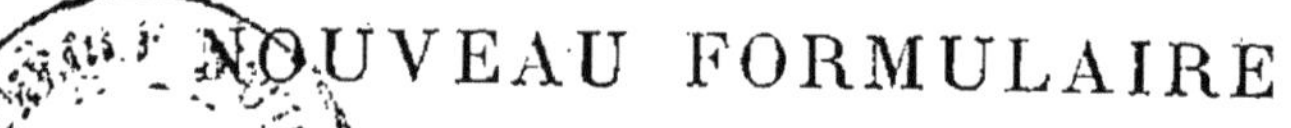

NOUVEAU FORMULAIRE

DES

SPÉCIALITÉS PHARMACEUTIQUES

ANDOUARD. — **Nouveaux Éléments de pharmacie**, par A. ANDOUARD, professeur à l'Ecole de médecine de Nantes. 5e *édition*, 1897, 1 vol. gr. in-8 de 592 p., avec 200 fig. Cartonné........................ 20 fr.

BOCQUILLON-LIMOUSIN. — **Formulaire des médicaments nouveaux**. Préface par le Dr HUCHARD, médecin des hôpitaux. 11e *édition*, 1900, 1 vol. in-18 de 314 pages, cartonné........................... 3 fr.

— **Formulaire de l'antisepsie et de la désinfection.** 2e *édition*, 1896, 1 vol. in-18 de 298 pages, avec figures, cartonné .... 3 fr.

— **Formulaire des alcaloïdes** et des glucosides. 2e *édition*, 1898, 1 vol. in-18 de 312 pages, cartonné...... 3 fr.

DE LA HARPE (E.). — **Formulaire des eaux minérales, de la balnéothérapie et d'hydrothérapie**. 1895, 1 vol. in-18 de 300 pages, cartonné................. 3 fr.

— **Formulaire des stations d'hiver**, des stations d'été et de la climatothérapie. 1895, 1 vol. in-18, 300 p., cart. 3 fr.

DURAND. — **Tableaux synoptiques de Thérapeutique.** 1 vol. gr. in-8, 200 pages, cart................ 5 fr.

GALLOIS (N.). — **Douze cents formules** favorites des médecins français et étrangers, 4e *édition*, 1 vol. in-32 de 670 pages cartonné...................... 3 fr.

GILLET. — **Formulaire des médications nouvelles.** 1895. 1 vol. in-18, 300 pages, cartonné............. 3 fr.

GUBLER ET LABBÉE. — **Commentaires thérapeutiques du Codex médicamentarius.** 5e *édition*, par le Dr E. LABBÉE, 1895, 1 vol. gr. in-8 de 1,100 pages.. 16 fr.

HALLER. — **L'Industrie chimique.** 1895, 1 vol. in-18 324 pages avec fig., cartonné................ 5 fr.

HERZEN. — **Guide et Formulaire de thérapeutique.** 1 vol. in-18, 460 pages, cartonné.................. 5 fr.

JEANNEL (J.). — **Formulaire officinal et magistral international.** 4e *édition*. 1 vol. in-18 jésus, 1,044 pages, cartonné.. 3 fr.

LEFERT (Paul). — **Aide-mémoire de thérapeutique.** 1 vol. in-18, 300 pages, cartonné............ 3 fr.

— **Aide-mémoire de pharmacologie et de matière médicale.** 1 vol. in-18, 288 pages, cartonné....... 3 fr.

MANQUAT. — **Traité élémentaire de thérapeutique**, de matière médicale et de pharmacologie, par le Dr MANQUAT, professeur agrégé à l'Ecole du Val-de-Grâce. 4e *édition*, 1900, 2 vol. in-8 de 2,100 pages... 24 fr.

NOUVEAU FORMULAIRE

DES

SPÉCIALITÉS PHARMACEUTIQUES

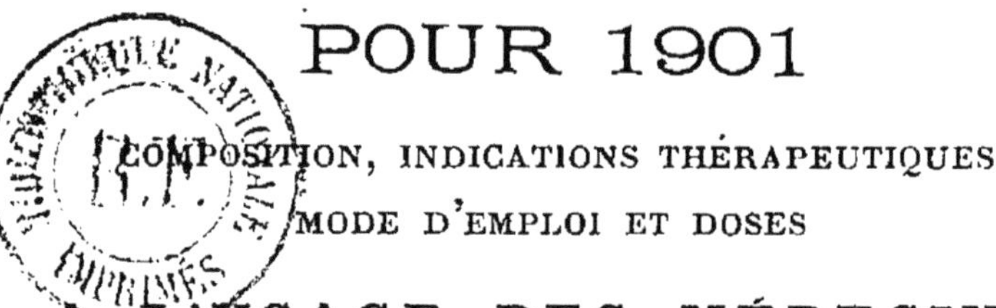

POUR 1901

COMPOSITION, INDICATIONS THÉRAPEUTIQUES
MODE D'EMPLOI ET DOSES

A L'USAGE DES MÉDECINS

PAR

le Dr M. GAUTIER ET **F. RENAULT**
Ancien Interne des Hôpitaux — Pharmacien de 1re classe.

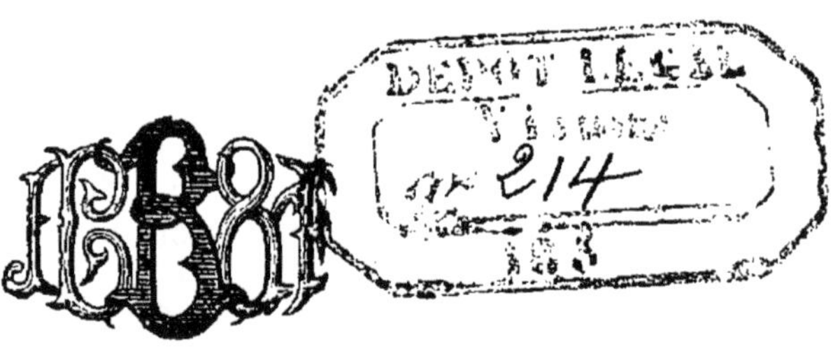

PARIS
LIBRAIRIE J.-B. BAILLIÈRE ET FILS
19, rue Hautefeuille, 19, près du boulevard St-Germain.

1901

PRÉFACE

Notre tentative de réunir en un petit volume des documents sur toutes les principales spécialités a réussi, puisque la première édition française a été rapidement enlevée et qu'en outre nous avons eu les honneurs d'une traduction en langue italienne. Ce succès nous encourage donc à publier aujourd'hui une 2e édition, entièrement refondue, et considérablement augmentée, sous le titre de *Nouveau formulaire des Spécialités pharmaceutiques*.

Les spécialités pharmaceutiques sont de plus en plus ordonnées par les médecins; le praticien y trouve un médicament sûr, facile à prescrire, sans formule compliquée, toujours semblable à lui-même, et qui n'est pas exposé aux difficultés et aux erreurs de la préparation officinale.

Si le nombre des médicaments nouveaux augmente sans cesse, celui des spécialités croît dans une proportion bien plus grande encore, car pour un médicament nouveau il y a de suite plusieurs spécialités nouvelles. Ainsi les *cacodylates*, les *levures*, les *vanadates* ont donné naissance à de nombreuses préparations.

Il devient donc très difficile au médecin praticien de tout connaître; celui-ci ne peut pas conserver tous les prospectus qu'il reçoit chaque jour, et qu'il ne lit jamais; aussi, quand vient le moment de donner à son malade de l'*antipyrine*, du *cacodylate*, de la *levure*, du *vanadate*, de l'*iode*, de la *pepsine*, du *quinquina*, il ne sait plus à quelle spécialité s'adresser.

Il était donc utile de réunir, sous une forme scientifique et pratique, les données dont le médecin a besoin pour se guider dans son choix, et pour prescrire, en parfaite connaissance de cause, selon les cas, un *vin*, un *élixir*, un *sirop*, des *cachets*, des *pilules*, etc.

Le *Formulaire des Spécialités pharmaceutiques* comprend trois parties.

Dans la première partie, *les Spécialités pharmaceutiques*, nous étudions, sous le nom des médicaments usuels, les spécialités répondant à la médication que le médecin a en vue ; nous donnons la *composition*, les *indications thérapeutiques*, le *mode d'emploi* et les *doses*, en nous tenant à ce qu'il y a de positif et de définitivement acquis pour la pratique, et en laissant de côté les formules trop élogieuses dont se parent les prospectus. Toutefois, pour les indications, nous avons cru préférable, pour éviter les répétitions, de donner les indications du médicament, qui forme la base de la spécialité.

Nous ne mentionnons à la spécialité que les indications spéciales, résultant des combinaisons de médicaments.

Dans la deuxième partie, *Mémorial thérapeutique*, nous supposons la maladie connue, et nous énumérons les spécialités qui lui conviennent.

Dans la troisième partie, *Mémorial pharmaceutique*, nous donnons une nomenclature aussi complète que possible des spécialités, et nous l'accompagnons du nom des spécialistes qui en sont les créateurs et les propagateurs.

Malgré tous nos efforts pour être aussi complets que possible, nous n'avons pu avoir des renseignements précis sur tous les produits. Dans ce cas, nous avons cru plus prudent de ne faire que mentionner ces spécialités, plutôt que de donner des indications fausses.

Nous serons heureux des conseils que l'on voudra bien nous donner et des rectifications que l'on nous signalera ; nous en profiterons pour les éditions ultérieures.

Nous sommes heureux de pouvoir reproduire comme Introduction, le commentaire de M. le sénateur Cornil, rapporteur de la loi sur l'exercice de la pharmacie.

EXTRAIT DU RAPPORT SUR LA PROPOSITION DE LOI

SUR L'EXERCICE DE LA PHARMACIE

Par M. V. CORNIL, Sénateur (1).

Les progrès de la chimie et de l'expérimentation physiologique marchant de pair, on a trouvé de nouvelles substances très actives qu'il est difficile d'indiquer par leur nom scientifique, tiré de la composition chimique. Il est pour ainsi dire impossible de les retenir et d'en imposer l'usage courant aux médecins et à leur clientèle. Ces produits ont reçu de la part de leurs fabricants des noms de fantaisie sous lesquels ils ont été bientôt connus, vulgarisés en médecine et vendus dans les pharmacies. Mais ces noms de fantaisies, rappelant parfois la propriété principale des substances, connus de la plupart des médecins et des malades, constituent un privilège que le fabricant peut revendiquer à l'égard des pharmaciens. Le pharmacien ne peut vendre sous cette dénomination que le produit de ce fabricant, sous peine de s'exposer à des procès de la part de l'ayant droit.

L'exemple de cette espèce le plus souvent cité est l'*antipyrine*, nom donné comme marque de fabrique par M. Knorr à la substance connue en chimie sous le nom de *diméthylphénylpyrazolone*

(1) Sénat, session extraordinaire de 1894, n° 11, annexe au procès-verbal de la séance du 12 novembre 1894.

ou de *diméthyloxyquinézine*. Retenir, employer dans les ordonnances médicales et dans le langage courant l'un de ces noms est chose assurément difficile, tandis qu'antipyrine a fait son chemin dans le monde, soutenu par de nombreuses publications scientifiques, par ses heureux effets thérapeutiques et par la publicité commerciale. Le médecin ayant ordonné de l'antipyrine, sans savoir le plus souvent que ce mot fait partie de la marque de fabrique de M. Knorr, si le pharmacien donne un flacon portant sur l'étiquette le nom scientifique seul, le malade et peut-être aussi le médecin ne le reconnaîtront pas; si le pharmacien met sur l'étiquette le mot *analgésine*, synonyme donné par l'Académie de médecine, le malade croira qu'il s'est trompé, et si le pharmacien désigne du mot *antipyrine* un produit ne sortant pas de la fabrique de M. Knorr, il s'expose à une action intentée par le fabricant. Tel a été le procès commencé par M. Knorr contre l'un des plus honorables pharmaciens de Paris, M. Petit. Ajoutons que, depuis huit ans, aucune suite n'a été donnée à cette action judiciaire, probablement parce que M. Knorr ne se considérait pas comme fondé à demander en France une protection de la marque qu'il n'aurait pas obtenue dans son pays.

On nous a cité un autre genre d'inconvénient grave résultant de la comparaison des deux lois relatives, l'une aux brevets d'invention, l'autre aux marques. Un commerçant prend une marque et désigne d'un nom de fantaisie une substance connue chimiquement et fabriquée en grand depuis nombre d'années. Si le nom de fantaisie préconisé par ses annonces est adopté par les médecins et formulé par eux, ce nom, cette marque de commerce peuvent arriver à nuire à la vente du fabricant, de l'inventeur même de ce même produit. Ainsi M. Merck prend comme marque commerciale le mot *pyoktanin* sous lequel il vend du *violet de méthyle* ou *violet de Paris* de la fabrique de notre honorable collègue M. Poirrier. M. Poirrier ne pourra vendre sous le nom de *pyoktanin* son *violet de Paris*. On en infère : la marque de fabrique ou de commerce présente alors plus d'avantages que le brevet d'invention, car sa durée est illimitée, à condition que le dépôt en soit renouvelé aux échéances prévues par la loi. Il ne faut cependant pas exagérer ces conséquences, car le brevet d'invention donne le privilège exclusif des produits pendant quinze ans et la marque n'empêche pas la fabrication par des tiers et ne donne autre chose que la marque d'origine, le cachet original d'une fabrication. Nous avons obvié à cet inconvénient par la rédaction du dernier paragraphe de notre article 14. Nous interdisons, en effet, la fabrication, la vente et l'annonce de toutes substances simples, préconisées comme médicament, qui ne porteraient pas sur l'étiquette l'indication de leur *désignation nécessaire*. Cette prescription obligera à mettre, à côté du nom de fantaisie, le terme scientifique ou consacré par l'usage et appartenant au domaine public. Ainsi, au mot *pyoktanin* devra être accolé celui de *violet de méthyle*, qui est le terme scientifique, ou celui de *violet de Paris*, qui est généralement adopté. Si, par exemple, un commerçant s'avisait de créer un nom de fantaisie pour vendre du *quinquina,* il devrait mettre à côté le mot *quinquina.*

L'impossibilité d'employer dans le langage courant les véritables noms scientifiques est notoire pour un grand nombre d'entre eux. Les noms chimiques de substances très employées aujourd'hui, le *sulfonal : diéthylsulfonedi-méthylméthane; l'analgène: orthoxyétyle-anamonoacétylamido-quinoléine,* et de tant d'autres, défient la meilleure mémoire, ce qui explique la faveur des noms simples rappelant une propriété, ou de noms de simple fantaisie.

Mais il faut bien savoir aussi qu'il est de jurisprudence qu'une loi ne peut être tournée par une autre loi ; et que notamment, en ce qui concerne la désignation d'un produit, qu'il soit pharmaceutique ou ne le soit pas, une dénomination de fantaisie tombe *ipso facto* dans le domaine public s'il n'existe pas de dénomination constituant une désignation nécessaire de ce produit. En ce cas, la dénomination de fantaisie est de droit la désignation nécessaire. Ces principes nous paraissent incontestables dans la doctrine et la jurisprudence.

Mais si l'on s'adresse aux tribunaux pour chaque cas particulier, on est en face d'un procédé toujours lent et coûteux si l'on épuise toutes les juridictions. Nous avons pensé qu'aucune considération juridique morale ne s'opposerait à ce que nous inscrivions dans la présente loi que l'Académie de médecine aura le droit de constituer une désignation nécessaire ne pouvant faire l'objet d'aucun droit privatif. L'Académie est déjà entrée dans cette voie : la sanction législative manque seule à l'exercice de cette prérogative.

Pour que les synonymes et les dénominations diverses d'une substance soient connus, pour que la commission du Codex n'éprouve aucun scrupule à les employer, et pour qu'au contraire elle en ait le droit et le devoir, nous avons dit à l'article 19 : « La commission du Codex devra indiquer les noms scientifiques, les synonymes et toutes autres désignations appartenant au domaine public, alors même qu'elles contiendraient un nom propre. » Parmi ces synonymes, il pourra s'en trouver qui appartiennent à la marque de certains fabricants et ces énonciations du Codex ne pourront être opposées aux revendications des ayants droit.

Mais si la commission du Codex juge nécessaire ou utile de créer pour une substance une dénomination constituant une *désignation nécessaire*, elle saisira, par l'intermédiaire du ministre compétent, l'Académie de médecine. Nous donnons à ce corps savant, par le cinquième alinéa de l'article 19, ce droit de créer une désignation nécessaire qui ne pourra faire l'objet d'aucun droit privatif. L'Académie pourra ainsi remplacer le nom scientifique impossible à retenir par une désignation plus courte, d'un usage pratique et dont tout le monde pourra se servir.

Nous avons tenu, dans cette question si délicate et si complexe, à donner satisfaction au légitime désir de la commission du Codex et en même temps à ne pas bouleverser les lois de 1824 sur le nom commercial et de 1857 sur les marques, non plus que la jurisprudence qui en est résultée.

Nous avons voulu ne toucher en quoi que ce soit à la loi de 1857 sur les marques, car nous aurions déterminé des répercussions fâcheuses en France et dans tous les pays avec lesquels nous sommes liés par des conventions diplomatiques. La plus importante de ces conventions, l'Union diplomatique de la propriété industrielle, comprend vingt nations, l'Europe presque tout entière, l'Angleterre et ses colonies et les Etats-Unis. Ces divers États et tout récemment l'Allemagne ont successivement adopté la loi française, et sont entrés dans l'Union diplomatique de la propriété industrielle. En vertu de l'article 6 de ces conventions, toute marque de fabrique ou de commerce, régulièrement adoptée dans le pays d'origine, sera admise en dépôt et protégée telle quelle dans tous les autres pays de l'Union. Il en résulte que si nous mettions en France une restriction à la loi de 1857 en ce qui concerne les marques de fabrique appliquées aux médicaments, nous empêcherions la vente des produits français à l'étranger, mais nous serions tenus néanmoins à protéger en France les marques étrangères.

V. Cornil, Sénateur,
Professeur à la Faculté de médecine.

NOUVEAU FORMULAIRE

DES

SPÉCIALITÉS PHARMACEUTIQUES

PREMIÈRE PARTIE

LES SPÉCIALITÉS PHARMACEUTIQUES

ABSINTHINE

PROPRIÉTÉS. — Excitant; augmente le nombre des hématies.

INDICATIONS. — Anorexie, chloro-anémie.

Globules Duquesnel.

COMPOSITION. — Le principe amer de l'absinthe est renfermé à l'état pâteux dans une enveloppe de gluten recouverte de sucre.

INDICATIONS SPÉCIALES. — Atonie des organes digestifs ; indiqué pour régulariser les fonctions digestives.

DOSES ET MODE D'EMPLOI. — 3 à 6 globules, un quart d'heure avant le repas, 2 fois par jour.

ACONIT ET ACONITINE

PROPRIÉTÉS. — Analgésique, anti-congestif.

INDICATIONS. — Grippe, névralgie du trijumeau, congestion pulmonaire.

Pastilles d'aconitine Petit-Albouy.

Indications spéciales. — Affections de la gorge et du larynx.

Doses. — 4 à 5 pastilles par jour.

Pate pectorale du Dr Lanoix.

Doses. — 10 à 12 morceaux par jour.

Pilules de Saint-Cloud.

Composition. — Chaque pilule contient :

Aconitine cristallisée................	1/8 de milligr.
Valérianate double de quinine et d'antipyrine........................	20 centigr.

Doses. — 3 ou 4 pilules par jour.

Pilules du Dr Moussette.

Composition. — Chaque pilule contient un cinquième de milligramme d'aconitine cristallisée et 5 milligrammes de quinium.

Doses. — 3 à 6 pilules dans les 24 heures.

Saccharure d'aconit Béral.

Composition. — Chaque pastille, du poids de 50 centigrammes, contient une goutte d'aconit.

Doses. — Toutes les deux heures, une pastille.

Sirop benzoïque du Dr Bosq.

Composition. — Aconit, hyoscyamine, atropa, acide benzoïque, lactucarium.

Sirop Corrèze.

Composition. — A base d'aconit, bromoforme, benzoate de soude, bryone, grindelia, codéine, baume de tolu, coquelicot.

Sirop Napel.

Composition. — Chaque cuillerée à bouche contient :

Alcoolature d'aconit...................	XI gouttes
Sirop de laurier-cerise................	5 grammes
Sirop de morphine......................	10 —
Sirop de térébenthine..................	5 —
Sirop de baume de Tolu.................	5 —

Doses. — 2 à 6 cuillerées à café dans la journée 1 à 2 cuillerées à bouche en se couchant.

Contre-indications. — Ne jamais en donner aux enfants.

Sirop pectoral du Dr Lanoix.

Indications spéciales. — Toux, coqueluche.

Doses. — *Adultes :* 4 à 6 cuillerées à dessert par jour ; *enfants :* 4 à 6 cuillerées à café.

AGARICINE

Propriétés. — Antisudorifique.

Indications. — Sueurs des phtisiques.

Pilules Acard.

Composition. — Chaque pilule contient 2 centigrammes d'agaricine.

Doses. — 2 pilules, le soir, en se couchant.

ALBUMINATE DE FER

Indications. — Hypoglobulie consécutive aux cachexies et aux convalescences, anémie et chlorose.

Dragées de Fer Trouette.

Composition. — Albuminate de fer et manganèse.

Indications spéciales. — Anémie, chlorose, croissance, convalescences, menstruation difficile.

Doses. — 2 à 6 dragées par jour, aux repas.

Dragées néo-martiales.

Composition. — Chaque dragée contient :

Albuminate de fer	5 centigr.
Protoxalate de fer	5 —
Excipient tonique amer	Q. S.

Doses. — 2 à 4 dragées par jour.

Liqueur et Pilules Laprade.

Indications spéciales. — Dysménorrhée.

Doses. — *Liqueur :* une cuillerée à soupe. — *Pilules :* 2 à 3 à chaque repas.

Solution néerlandaise.

Composition. — Albuminate de fer dialysé.

ALGUES MARINES

Propriétés. — Médication dépurative, tonique et anti-diathésique. Succédané de l'huile de foie de morue.

Vin Leret.

Composition. — A base d'*algues marines* très riches en brome, en iode, en soufre et en phosphore, associées, dans un vin reconstituant, au tannin et au chlorhydrophosphate de chaux.

Doses et mode d'emploi. — On le prend pur ou étendu d'eau, deux fois par jour, à la dose de : un verre à liqueur, avant ou après le repas, chez les *adultes ;* une cuillerée à soupe, chez les *jeunes gens ;* une ou deux cuillerées à café, chez les *enfants*.

ALOÈS

Propriétés. — Purgatif drastique, digestif.

Indications. — Constipation.
Contre-indications. — Grossesse, hémorrhoïdes.

Grains de santé du Dr Franck.

Composition. — Ce purgatif antiseptique contient :

Aloès	0 gr. 06
Gomme-gutte	0 — 03
Acide borique	0 — 01

Doses. — 2 grains avant le repas.

Grains de vie de Clérambourg.

Composition. — Aloès, extrait de quinquina gris, miel et cannelle.
Doses. — 1 ou 2 grains, avant le repas.

Pilules Anderson.

Composition. — Ce médicament contient :

Aloès des Barbades	1 gramme.
Gomme-gutte	1 —
Essence d'anis	10 centigr.
Miel blanc	Q. S.

Doses. — 1 à 4 pilules.

Pilules Bosredon.

Composition. — Aloès, coloquinte, gomme-gutte, crème de tartre.
Doses. — 1 à 3 pilules.

Pilules Dehaut.

Composition. — Aloès, gomme-gutte, extrait de pissenlit, le tout roulé dans de la poudre de réglisse.

AMÉDERMINE

Indications. — Dartres, rougeurs, irritations de la peau.

Amédermine Ferrouillat.

Mode d'emploi. — Onctions avec la main sur les parties malades.

AMMONIAQUE

Propriétés. — Stimulant, rubéfiant.

Indications. — Action caustique locale. — Douleurs.

Baume Victor.

Composition. — Ammoniaque et camphre.

Doses et mode d'emploi. — 1 ou 2 frictions, le soir.

Eau sédative de Raspail.

Composition. — Elle contient :

Ammoniaque liquide	6	grammes.
Alcool camphré	1	—
Chlorure de sodium	6	—
Eau distillée	100	—

ANALGÉSINE

Voy. *Antipyrine.*

ANTI-ASTHMATIQUES

Cigares et Papier Barral anti-asthmatiques.

Composition. — Le papier et les cigares Barral sont préparés avec les médicaments suivants : sel de nitre et extraits de belladone, de digitale, de stramonium, de cannabis indica, de lobelia inflata, de phellandrie.

Indications. — Ces préparations se prescrivent dans toutes les formes d'asthme, non seulement pendant les accès qu'elles suppriment rapidement, mais aussi dans l'intervalle de ceux-ci. L'emploi longtemps continué du Papier ou des Cigares Barral constitue même un traitement très efficace en vue de prévenir le retour des accès.

Contre les douleurs dentaires, les névralgies de la face, les vapeurs du *papier* en combustion, ou la fumée des *cigares* présentent une efficacité prononcée.

Doses et mode d'emploi. — On fait brûler une *feuille* ou une demi-feuille de *papier* sur la petite grille argentée contenue dans la boîte, et on laisse la fumée du papier se mêler à l'air. C'est cet air, ainsi saturé de la fumée médicamenteuse, que doit respirer le malade. Il ne doit aspirer directement la fumée qu'en cas de douleurs dentaires ou névralgiques.

Les *cigares* brûlent tout seuls, on n'a qu'à en aspirer la fumée. En raison de leur action *directe*, ils sont moins chargés de principe médicamenteux que le papier.

Cigarettes et Poudre Escouflaire.

Indications. — Asthme, emphysème, coqueluche.

Doses et mode d'emploi. — *Fumigations.* On doit essayer les nos 1 et 2, qu'il faut se garder de confondre, car ils diffèrent de composition et d'effet.

Une fois le soulagement obtenu, on continue l'usage du numéro qu'on aura trouvé le plus efficace.

Cigarettes et Capsules du Dr Clarbeck.

Composition. — Extrait d'euphorbe, de grindelia, de lobélie, de narcéine, et iodure de sodium.

Cigarettes Espic.

Mode d'emploi. — Pour opérer une fumigation, on allume une cigarette, on fume et on *aspire* la fumée.

Quatre à cinq aspirations suffisent par chaque fumigation, qu'on répète, selon le cas, trois ou quatre fois par jour, avant ou après les repas.

Papier Fruneau.

Composition. — Il contient des poudres végétales et des sels minéraux décomposables par la chaleur.

Mode d'emploi. — Au moment de l'accès, faire brûler une feuille de papier, placée dans une soucoupe, à proximité du malade.

Papier et Cigares Gicquel.

Composition. — Nitre, stramonium, belladone, digitale, lobélie, phellandrie.

Poudre d'Abyssinie d'Exibard.

Composition. — C'est le carton anti-asthmatique du Codex ; pour éviter l'inconvénient qui résulte de ce que le papier irrite les muqueuses du nez et des yeux, on a supprimé la pâte de carton, en conservant les narcotiques, les sédatifs, les balsamiques et les sels.

Mode d'emploi. — Verser sur une soucoupe une petite cuillerée de poudre, l'allumer, aspirer la fumée à quelque distance.

Poudre anti-asthmatique du Dr Cléry.

Composition. — Sucs du pin maritime, fruit de la Kasmyeh d'Egypte et sels minéraux.

Doses et mode d'emploi. — Placer sur une assiette le contenu d'une ou deux doses de poudre, en faire un petit monticule et l'allumer; il suffit d'aspirer la fumée.

Tubes anti-asthmatiques de Levasseur.

Doses et mode d'emploi. — On peut employer jusqu'à 20 tubes par jour. Allumer le fumigateur tubulaire par une de ses extrémités et en *aspirer la fumée ;* quand la bouche en est remplie, on l'ouvre, en y faisant pénétrer, par une forte aspiration, une grande quantité d'air qui entraîne la vapeur médicamenteuse jusque dans les ramifications bronchiques.

Anti-asthmatiques divers.

Anti-asthmatique Gambier. — Cigares de Joy. — Cigarettes Dandrey. — Cigarettes Merklen-Audistère. — Elixir Gabon. — Elixir et Poudre Perroton. — Poudre du Liban. — Poudre Louis Legras. — Poudre anti-asthmatique Maurel. — Tubes anti-asthmatiques de L. Boudinon.

ANTIFÉBRINE (Acétanilide).

Propriétés. — Analgésique et antithermique.

Indications. — Fait baisser la température dans la fièvre typhoïde, la pneumonie.

Képhaline.

Composition. — A base d'antifébrine et de théobromine.

Indications spéciales. — Contre toute manifestation douloureuse. Résultat merveilleux dans les cas de migraines, névralgies, maux de dents, rhumatismes, sciatique, goutte, neurasthénie. Très efficace pour les crises d'asthme, bronchite aiguë, angine de poitrine, réussit très bien pour le soulagement des coliques hépatiques.

Doses. — En *cachets*, à la dose de 1 à 3 par jour.

ANTIMOINE.

Granules antimoniaux du Dr Papillaud.

COMPOSITION. — Antimoine et arsenic (0mg 100 par granule).

INDICATIONS SPÉCIALES. — Affections du cœur.

DOSES. — 2 à 8 granules par jour.

Vin de Baudon.

COMPOSITION. — Antimoine et phosphates.

INDICATIONS SPÉCIALES. — Anémie, lymphatisme, scrofule.

ANTIPYRINE, ANALGÉSINE

PROPRIÉTÉS. — Antithermique, analgésique, antispasmodique, hémostatique local.

INDICATIONS. — Il faut recourir à l'antipyrine toutes les fois qu'il faut agir contre l'élément *douleur*, notamment dans le rhumatisme articulaire aigu, la goutte, le lumbago, la sciatique, la névralgie, la migraine. Indiquée également dans la pneumonie.

Analgésine effervescente Vicario.

COMPOSITION. — Chaque cuillerée à soupe renferme un gramme d'analgésine.

MODE D'ACTION. — Supprime les phénomènes d'intolérance provoqués par l'analgésine ou antipyrine, même chimiquement pure.

INDICATIONS. — Douleurs, migraines, mal de mer.

Antipyrine du Dr Knorr.

COMPOSITION. — Chaque capsule contient 25 centigrammes d'antipyrine.

DOSES. — 4 à 5 capsules par jour.

Antipyrine effervescente Le Perdriel.

Composition. — L'addition d'acide carbonique qui se dégage au moment de l'effervescence évite les crampes et les nausées, que produit l'antipyrine ordinaire.

Doses. — *Adultes,* 1 à 2 gr.

Elixir d'antipyrine Laroze.

Composition. — Il renferme un gramme d'antipyrine par cuillerée à bouche.

Doses et mode d'emploi. — Il se prend pur, ou délayé dans un peu d'eau froide, à la dose d'une cuillerée à bouche toutes les demi-heures jusqu'à six par jour pour les rhumatismes et à la dose de deux à trois cuillerées le matin, à une heure d'intervalle, pour la migraine.

Ferropyrine Knoll.

Composition. — Antipyrine et chlorure de fer.

Indications spéciales. — Hémostatique et astringent.

Doses. — *Usage externe.* — Solution au 1/20e.

Migrainine.

Composition. — A base de citrate d'antipyrine.

Doses. — 1gr.10, en un cachet, pour une dose.

Salipyrine Riedel.

Composition. — Analgésine et acide salicylique.

Doses et mode d'emploi. — 3 à 6 gr. par jour dans de l'eau, du vin, du lait. Ne rien prendre 1 heure 1/2 avant, ni après.

ANTIPYRINE, ANALGÉSINE

Solution d'antipyrine de Trouette.

Composition. — Chaque cuillerée à bouche contient 50 centigrammes d'antipyrine.

Doses. — Une cuillerée à bouche, toutes les heures, sans dépasser 8 à 10 cuillerées en 24 heures.

Solution et Capsules d'antipyrine Clin.

Composition. — La solution contient 1 gramme d'antipyrine par cuillerée à bouche. Les capsules contiennent chacune 25 centigrammes d'antipyrine.

Doses. — De 1 à 3 cuillerées.

Spécialités diverses à base d'antipyrine.

Analgésine de A. Petit. — Analgine de Casthelaz. — Antipyrine Reynal. — Cachets Limousin.

ANTISEPTIQUES

Thymo-Naphto-Salol saponiné (ou Thymo-Cruzel).

Composition. — Il contient en solution glycéro-alcoolique :

Thymol	0 gr. 50
Naphtol	0 — 25
Salol	0 — 50

par cuillerée à soupe; le tout combiné de manière à former par son mélange avec l'eau une émulsion parfaite sans aucune préparation.

Mode d'action. — Basé sur la loi des antiseptiques multiples énoncée par M. le professeur Bouchard : « Lorsqu'on associe plusieurs antiseptiques, leur pouvoir actif s'additionne, le mélange est plus antiseptique que chacune des substances qui le composent prise en particulier; de plus, le pouvoir toxique du mélange ne s'accroît pas proportionnellement à son pouvoir antiseptique. » Le *Thymo-naphto-salol* ou *Thymo-Cruzel* constitue donc un antiseptique très puissant, ni toxique, ni fortement caustique, d'une odeur très agréable, d'un emploi facile et d'un maniement sans danger.

Indications thérapeutiques. — Le *Thymo-Cruzel* s'emploie à la dose d'une cuillerée à café à une cuillerée à soupe par litre d'eau dans les opérations de grande et de petite chirurgie :

Accouchements, injections vaginales, pansements des plaies, gargarismes, dentifrices, pulvérisations, lotions, désinfection des chambres de malade, etc.

Il n'attaque pas les instruments et ne tache pas le linge.

Son maniement facile et son pouvoir puissant le recommandent à l'attention des praticiens.

Savons antiseptiques Vigier.

Savon Panama, savon Panama et Goudron, Savon naphtol, savon doux (*alopécie, maladies cutanées*).

Savon sublimé, Savon boriqué, Savon salol (*accouchements, scarlatine*, etc.).

Savon Panama et Ichtyol (*maladies cutanées*).

ANTISEPTIQUES

Amyloforme.

Composition. — Amidon et formaldéhyde.

Aniodol.

Composition. — Solution de triméthanol dans la glycérine.

Mode d'action. — Bactéricide en 5 minutes au 1/100 (Berlioz), désodorisant.

Doses et mode d'emploi. — 1° *Désinfection des instruments*. — Solution au 1/500.

2° *Antisepsie de la bouche et des narines*, lavages avec une solution au 1/2000.

3° *Contre le coryza*, renifler de l'eau aniodolée au 1/1500 à 35°, 3 à 4 fois par jour.

4° *Antisepsie des plaies*, injections et pansements avec une solution au 1/4000.

5° *Stérilisation des crachats*, solution au 1/500.

6° *Blennorragie*, une injection avec une solution au 1/3000 a une action préventive.

7° Contre la *putréfaction fœtale*, Pinard l'emploie en solution au 1/100.

8° Enfin le savon à l'aniodol, employé à la Clinique Baudelocque, a un très grand pouvoir bactéricide, tout en n'altérant pas l'épiderme (Pinard, Queirel).

Antiseptone.

Composition. — Le flacon de 500 grammes contient :

Acide phénique	30	grammes
— salicylique	2	—
— tartrique	3	—
Glycérine	30	—
Eau camphrée saturée sous pression à chaud, Q. S. p.	500	—

Doses et mode d'emploi. — Deux cuillerées à soupe par litre d'eau bouillie pour injections.

Etendu de trois volumes d'eau pour pansements.

Pur, pour stériliser les crachoirs des tuberculeux, les instruments de chirurgie.

Benzonaphtol Fraudin.

Composition. — Association du sucre au benzoate de naphtol.

Indications spéciales. — Antisepsie intestinale.

Doses et mode d'emploi. — 3 à 6 cuillerées à café par jour, avant ou après les repas.

Bromo-carbol.

Composition. — Association définie glyco-alcoolique des antiseptiques : *acides thymique, borique, phénique* (ce dernier pour 1/5 dans sa composition), aux analgésiques : *tribromure, analgésine, chloral*, etc.

Doses et mode d'emploi. — En *gynécologie* et en *obstétrique* : lavages, injections, 20 à 40 gr. par litre d'eau; tampons à la glycérine 1/5 ou 1/10. Dans le *prurit vaginal* et *anal*, les *démangeaisons* qui accompagnent certaines dermatoses : 20 à 40 p. 1000. Dans la *chirurgie générale* : lavages, tampons glycérinés, 1/5 ou 1/10 ; asepsie des mains et des instruments.

La *pommade bromo-carbolée* est le complément du bromo-carbol : les bases sont les mêmes; la lanoline et la vaseline sont les excipients (tampons, pansements, etc.).

Chlorol Marye.

Composition. — Solution de sublimé, rendue stable et maniable aussi bien dans la préparation mère que dans ses dilutions avec l'eau ordinaire.

Indications spéciales. — Antisepsie chirurgicale.

Doses et mode d'emploi. — 10 grammes, 5 grammes, 2 grammes et demi ou 1 gramme versés dans 1 litre d'eau donnent les solutions de sublimé à 1/1000, 1/2000, 1/4000 et 1/10000.

Crésyl Jeyes.

Composition. — Antiseptique complexe, formé de créosote, d'huiles lourdes, d'huiles d'anthracine et contenant 51 p. cent d'acide crésylique et 20 p. cent de naphtaline.

Mode d'action. — Désinfectant, antiseptique. Il n'est ni toxique, ni caustique.

Doses et mode d'emploi. — En lotions, à la dose de 5, 10 et 15 p. cent.

Fluid Listérol.

Composition. — Essences antiseptiques combinées aux acides formo-benzo-boro-salicylique et au résorcinate de thymol.

Indications spéciales. — Antisepsie des muqueuses et de la peau.

Doses. — Une cuillerée à potage par litre d'eau.

Lysol.

Composition. — Liquide brun, de consistance oléagineuse, qui s'obtient en traitant le crésylol impur de houille par la potasse, en présence d'un corps gras ou résineux.

Le crésylol entre pour une proportion de 50 p. 100.

Doses et mode d'emploi. — Solution de 1 à 5 p. 100 nl avages, pulvérisations, inhalations.

Phénosalyl.

Composition. — A base d'antiseptiques composés :

Acide phénique	9	grammes.
— salicylique	1	—
— lactique	2	—
Menthol	10	centig.

Indications spéciales. — Pansements, injections (accouchements, nez, oreilles), inhalations (bronchite).

Doses et mode d'emploi. — Solution aqueuse à 1/2 ou 1 p. 100, ou gaze phénosalylée pour opérations de toutes natures.

Poudre antiseptique Fauché.

Indications spéciales. — Erythème, érysipèle, intertrigo, eczéma, sueurs fétides.

Mode d'action. — Antiseptique, ni caustique, ni toxique, sans odeur.

Salicol Dusaule.

Composition. — Essence de Wintergreen et acide salicylique dissous dans parties égales de méthylène et d'eau.

Indications spéciales. — Variole, rougeole, fièvre typhoïde, pour assainir les appartements et les salles de malades. — Pertes blanches, sueurs locales, plaies.

Mode d'emploi. — Compresses, injections, lotions.

Savons antiseptiques de Van den Broeck.

Composition. — A base de créoline, de goudron, aux acides borique, phénique et salicylique, au salol, à l'ichtyol, au naphtol, au soufre et au sublimé corrosif.

Stérésol.

Composition. — A base de *stérésol*, ni irritant, ni caustique.

Indications spéciales. — Diphtérie, dermatoses, syphilides, *brûlures*.

Thymol Doré.

Composition. — A base d'essence de thym.

Doses. — Une cuillerée à bouche par litre d'eau.

Vinaigre salicylé Cartaz.

Voyez *Salicylique* (*acide*).

Vinaigre de Pennès.

Composition. — A base d'acides benzoïque et salicylique.

Mode d'action. — Antiseptique, cicatrisant, hygiénique.

Indications spéciales. — Prophylaxie des maladies contagieuses et épidémiques, pansement des plaies, désinfection des chambres de malades.

Vinaigre de Santé.

Composition. — A base d'acide phénique.

Indications spéciales. — Désinfection des chambres de malade.

Antiseptiques divers.

Biborax oriental. — Boro-phénol. — Coaltar thymique. — Eau Bobœuf. — Zingol.

APIOL

Propriétés. — Emménagogue.

Indications. — Dysménorrhée, aménorrhée, métrorragie.

Apiol Joret et Homolle.

Composition. — L'apiol est le principe actif de la graine de persil. Chaque capsule contient 20 centigrammes.

Indications spéciales. — Aménorrhée, dysménorrhée, métrorragie. Peut être employé sans danger, même en cas de grossesse.

Doses et mode d'emploi. — Matin et soir, 1 à 2 capsules pendant 5 à 6 jours, à l'époque présumée des règles, — ou 4 à 8 capsules, contre les fièvres intermittentes.

Apioline Chapoteaut.

Composition. — Chaque capsule contient 20 centigrammes d'apioline.

Doses. — 2 à 3 capsules par jour, administrées 2 à 3 jours avant l'apparition des règles.

ARGENT (NITRATE D')

Propriétés. — *Action générale.* — Modérateur de la nutrition ; paralyse les centres du mouvement et la respiration. — *Action locale.* — Produit un rétrécissement des vaisseaux.

Indications spéciales. — Cicatrisation des bourgeons des plaies suppurantes. En solution, contre l'ophtalmie.

Argentamine.

Composition. — Solution argento-enthylen-diamin. à base de nitrate d'argent.

Baume d'argent du Dr Alfred Lamouroux.

Indications spéciales. — Antiseptique et cicatrisant. Blessures et lésions de la peau, brûlures, gerçures.

ARSÉNICAUX (Sels)

Propriétés. — Apéritif, aliment d'épargne, antidyspnéique, antiherpétique, antisyphilitique.

Indications. — Anorexie, anémie, fièvre intermittente, diabète, maladies de peau, eczéma.

Contre-indications. — Formes aiguës des maladies de peau.

Granules de Fowler Legros.

Composition. — Chaque granule contient un milligramme d'arsénite de potasse et correspond à II gouttes de Liqueur de Fowler.

Doses. — 1 à 3 granules par jour.

Manganesia.

Composition. — Solution permanganique arsénicale.

Mode d'emploi. — XX gouttes, dans un demi-verre à bordeaux de vin rouge, au commencement des repas.

Pilules Synergiques du Dr P. Manoury.

Composition. — Arséniates de fer, d'or et de strychnine.

Indications spéciales. — Neurasthénie, impuissance, paralysies. *Convalescences lentes.*

Doses. — Chaque pilule contient :

Arséniate d'or.........	ãã 0,0005
Arséniate de fer.......	
Arséniate de strychine.	0,001

Deux pilules par jour.

Sirop de Clermont.

Composition. — 1 milligr. d'arséniate de fer soluble par cuillerée à café.

Doses. — De 1 à 4 cuillerées à chacun des repas.

ASAPROL

Composition. — Sulfonaphtolate de calcium.

Propriétés. — Antiseptique faible, analgésique. abaisse la température.

Spécifique Mary.

Composition. — Asaprol et eau bromoformée.

BAINS MÉDICAMENTEUX

Sels de Pennès.

Composition. — Bromure de potassium, chlorure de baryum, chlorure de sodium, phosphate sodique, sulfates d'alumine, de fer, de manganèse, soude bicarbonatée, soude boratée, huiles volatiles, principe actif du *Delphinium*.

Mode d'action. — Stimulants, remplacent les bains alcalins, ferrugineux, sulfureux, surtout les bains de mer.

Indications spéciales. —Aménorrhée, anémie, chorée, diabète, douleurs musculaires, dyspepsie, fièvre typhoïde, ictère, rhumatismes, scrofules.

Mode d'emploi. — S'emploient en bains, douches, lotions.

La durée des bains doit être de 30 à 45 minutes; il faut les prendre le matin et se recoucher après.

Ne verser le sel qu'une fois que l'on est dans le bain.

BAINS MÉDICINAUX

Bain du Dr Lamau antirhumatismal hématogène.

Composition. — Solution iodo-potassique qui augmente dans de notables proportions l'hématose cutanée.

Mode d'action. — C'est un savon qui décape les pores de la peau, en même temps qu'un rubéfiant qui exagère la turgescence des vaisseaux sous-cutanés, ramenant au minimum la distance qui sépare le globule sanguin du milieu ambiant; dans le bain, le milieu ambiant est une solution d'iode et de potasse constituant un liquéfiant du plasma; hors du bain, c'est l'oxygène de l'air qui sera absorbé d'autant mieux que la masse sanguine sous-cutanée sera plus exagérée.

Indications spéciales. — Arthritisme sous toutes ses

formes ; rhumatismes aigus ou chroniques, goutte, gravelle, sciatique, diabète, anémie, choléra.

Doses. — Pendant les crises aiguës, 6 à 12 bains à 2 jours d'intervalle pour les *adultes* et à 3 jours pour les *enfants*. — De 2 à 4 bains par mois comme traitement préventif.

Mode d'emploi. — N'exige aucune baignoire spéciale. Verser le contenu du flacon dans un bain ordinaire, à la température de 35 à 40 degrés.

Durée du bain : 25 minutes pour les *enfants ;* de 30 à 45 pour les *adultes*.

Agiter l'eau quand on est dans le bain.

BELLADONE

Propriétés. — Narcotique.

Indications. — Névralgies, rhumatismes, sciatique, en applications locales.

Toile sédative Cadet de Gassicourt.

Composition. — Belladone et résine.

BENJOIN (Acide benzoïque)

Propriétés. — Excitant, balsamique, modificateur des sécrétions bronchiques, diurétique, expectorant.

Indications. — Antiseptique, catarrhes pulmonaires, coqueluche, diathèse urique.

Baume et Elixir Dubourg.

Composition. — Benzolithine à l'antipyrine et salicylate de caféine.

Indications spéciales. — Goutte, rhumatisme.

Benzolithine du Dr D. Chassin granulée.

Composition. — Benzoate de lithine et extrait d'arenaria rubra, riche en silicate d'alumine et en alcalins.

Doses. — 2 ou 3 cuillerées à café par jour, dans de l'eau.

Crème Michel.

Composition. — Emulsion concentrée et dosée de tolu et de benjoin de Siam. Ne contient aucun narcotique, aucun toxique.

Doses. — 4 à 6 cuillerées à café par jour pour les *enfants;* 4 à 6 cuillerées à dessert par jour *au-dessus* de 10 ans.

Pastilles Gourdel.

Composition. — A base de benzoate de lithine.

Indications spéciales. — Rhume de cerveau, pharyngite, amygdalite.

Pilules benzoïques Rocher.

Doses. — 3 à 6 pilules par jour.

Pilules de lithine Trehyou.

Composition. — Chaque pilule contient 15 centigrammes de benzoate de lithine. Il y en a avec fer et sans fer.

Indications spéciales. — Calculs vésicaux, gravelle.

Doses et mode d'emploi. — 4 à 8 pilules par jour, dans un peu d'eau, au moment des repas.

Sirop benzoïque de Serres.

Composition. — A base d'acide benzoïque et de bromure d'ammonium.

Indications spéciales. — Coqueluche.

Doses et mode d'emploi. — Il doit être donné dans

l'intervalle des repas. On peut le mélanger avec de l'eau, s'il y a répugnance à le prendre pur.

Il devra être prescrit aux doses suivantes :

1° Pour les *enfants de moins d'un an :* 6 cuillerées à café par jour, espacées le plus possible;

2° Pour les *enfants de un à trois ans*, la dose quotidienne sera de 4 cuillerées à dessert;

3° Aux *enfants au-dessus de trois ans*, on en donnera tous les jours, de 3 à 4 cuillerées à bouche.

BENZOATE DE MERCURE

Indications. — Syphilis.

Benzoate de mercure Bretonneau.

Composition. — *Pilules :* dosées à 0, 01.

Injection sous-cutanée soluble à 0,01 par seringue.

Sirop dosé à 0, 01 par cuillerée et 1 gr. d'iodure de potassium.

Doses. — *Pilules :* 2 à 4 par jour.

Dragées, représentant chacune la moitié d'une cuillère à soupe de sirop.

Injection : une tous les deux jours.

BENZOATE DE NAPHTOL

Propriétés. — Antiseptique, diurétique.

Indications. — Antisepsie intestinale.

Benzonaphtol Berthiat granulé.

Composition. — 1 cuillerée à café contient 50 centigr. de benzonaphtol.

Doses. — *Adultes*, 2 à 8 par jour; *enfants*, 1 à 4 par jour.

BENZOATE DE SOUDE

Propriétés. — Antiseptique, expectorant.

Benjidia.

Composition. — La composition est la suivante :

Benzoate de soude	2 gr.
Salicylate de soude	5 gr.
Acide carbonique	1 gr.

Indications spéciales. — Antisepsie, pansements.

Solution Pelisse.

Composition. — Benzoate de soude du benjoin. Une cuillerée à soupe représente 75 centigrammes.

Indications spéciales. — Affections de la gorge et des voies respiratoires.

BICARBONATE DE SOUDE

Propriétés. — Digestif, antiacide, diurétique.

Indications. — Hypo et hyperchlorhydrie, lithiases biliaire et rénale.

Sel double couturieux.

Composition. — Bicarbonate magnésico-sodique.

Indications spéciales. — Affections de l'estomac et de l'intestin.

Doses. — 2 à 5 grammes par jour.

Poudre digestive de Descayrac.

Composition. — A base de sels alcalins.

Indications spéciales. — Gastralgie, dyspepsie.

Mode d'emploi et doses. — Une ou deux cuillerées à café dissoutes dans un demi-verre d'eau, à prendre après chaque repas.

Stomacol Boulet.

Composition. — Bicarbonate de soude, crème de tartre, magnésie calcinée, benzonaphtol sucré.

Indications spéciales. — Gastralgies, dyspepsies, flatulences, vertiges.

Doses. — 2 cuillerées à café par jour.

BIIODURE DE MERCURE IODURE

Propriétés. — Antisyphilitique.

Sirop et Dragées de Gibert, préparés par Boutigny-Duhamel (L. Augendre, succ.).

Composition. — Le *Sirop* renferme par cuillerée à bouche :

Iodure de potassium....................	50 cent.
Deuto-iodure de mercure................	1 —

Les *Dragées* (iodure, 0, 25, et biiodure, 1/2 cent.), correspondent à une demi-cuillerée à bouche de sirop.

Indications spéciales. — D'après M. Charles Mauriac, médecin de l'hôpital du Midi (1), « la méthode stomacale est la plus commode et la plus généralement adoptée. Aucune autre n'est encore parvenue à la supplanter. On lui reproche les troubles que l'ingestion des préparations mercurielles apporte parfois dans le fonctionnement du tube digestif. On a beaucoup exagéré ces inconvénients. Sans doute l'estomac et les intestins tolèrent imparfaitement les premières doses ; mais au bout de trois ou quatre jours, ils reviennent à leur état normal.

(1) Mauriac, *Discussion sur la Thérapeutique générale de la Syphilis*. Extraits des *Bulletins et Mémoires de la Société médicale des hôpitaux de Paris*, 4e année, 1887, 3e série. Compte-rendu officiel.

« *Une excellente préparation hydrargyrique, très fréquemment prescrite et qui occupe une place à part, parce qu'elle répond à plusieurs indications, c'est le biiodure ioduré ou sirop de Gibert.*

« Il faut l'administrer : 1° dans les formes ulcéreuses et phagédéniques de l'accident primitif ; 2° au début des accidents secondaires, pour combattre les troubles constitutionnels et en particulier la fièvre et la céphalalgie ; 3° dans les éruptions des muqueuses ou de la peau, qui sont érosives et deviennent ulcéreuses ; 4° dans toutes les syphilodermies de transition, papulo-crouteuses, papulo-tuberculeuses ; 5° dans toutes les syphilodermies ulcéreuses d'emblée et d'ordre ecthymateux, dans toutes les syphilodermies tuberculeuses et dans toutes les syphilis malignes ; 6° dans les affections syphilitiques de l'hypoderme, dans les gommes ou les suffusions gommeuses, et dans toutes les viscéropathies syphilitiques. Lorsque les accidents sont sur les limites indécises de la période secondaire et de la période tertiaire, c'est alors surtout que je prescris le Sirop de biiodure ioduré. » (Page 280.)

D'après M. H. Hallopeau, médecin de l'hôpital Saint-Louis : « *Il est une préparation qui paraît agir avec une efficacité remarquable sur les manifestations tardives, c'est le sirop de biiodure ioduré, tel que l'a formulé Gibert ;* nous l'avons vu produire des effets curatifs contre des manifestations qui avaient résisté au traitement mixte par l'iodure et les frictions. » (Page 307.)

D'après M. Emile Vidal, médecin de l'hôpital Saint-Louis : « Contre les manifestations syphilitiques qui se montrent dans le cours de la deuxième année et contre les syphilides de transition, syphilides circinées, syphilides tuberculo-squameuses, le traitement mixte réussit souvent mieux que les préparations mercurielles employées exclusivement. *Le sirop de Gibert est très utilement ordonné dans ces cas.* » (Page 318.)

Doses et mode d'emploi. — Pour les *enfants de 2 à 5 ans,* une demi-cuillerée à café par jour; pour ceux de *6 à 15 ans*, une cuillerée à café par jour. Dans tous les cas ordinaires et pour les *dames* et les *hommes délicats,* une cuillerée à soupe par jour pendant tout le traitement. Les *personnes fortes et robustes* peuvent, après 10 jours de traitement, en prendre une deuxième cuillerée le soir. Ces doses ne doivent jamais être dépassées, à moins de l'avis contraire du médecin.

BISMUTH

Propriétés. — Action topique sur les muqueuses, action absorbante sur les gaz intestinaux, antidiarrhéique, cicatrisant des ulcérations des muqueuses.

Indications. — 1° *Usage interne.* — Diarrhées, ulcérations intestinales, hémorragies intestinales.

2° *Usage externe.* — Pansement des plaies, eczéma.

Crème de bismuth Quesneville.

Composition. — A base d'hydrate d'oxyde de bismuth.

Mode d'emploi. — On délaye 1 ou 2 cuillerées dans un peu d'eau ou de lait, et on avale d'un seul trait.

Injection américaine du Dr Patesson.

Composition. — A base de tannate de bismuth et de cachou.

Indications spéciales. — Dans tous les cas de blennorrée au début; s'emploie aussi avec succès dans les vaginites tenaces. Dans les urétrites rebelles, son action est efficace. En général cette injection s'emploie dans toutes les affections de l'urètre antérieur.

Mode d'action. — Topique astringent sur la muqueuse urétrale et, par la combinaison des antiseptiques, action très rapide sur les gonocoques.

Doses et mode d'emploi. — Les premiers jours, 4 à 5 injections, puis 3 seulement. Comme préservatif, une injection après les rapports.

Pastilles et Poudres de Paterson.

Composition. — Les poudres de Paterson contiennent : du bismuth et de la magnésie décarbonatée.

Elles sont aromatisées à divers aromes : à la menthe, à la fleur d'oranger, à l'anis, au citron.

Indications spéciales. — Digestions pénibles, constipation, aigreurs, crampes d'estomac.

Doses et mode d'emploi. — 1° *Poudre*, la dose est de 2 à 4 paquets par jour pour les *adultes*, et d'un demi-paquet, matin et soir, pour les *enfants*.

2° *Pastilles:* 15 à 20 par jour pour les *adultes*, et la moitié de ce nombre pour les *enfants*.

Pastilles russes du Dr de Bonce.

Composition. — Bismuth, cocaïne, magnésie.

Indications spéciales. — Dyspepsies, constipation.

Doses. — 6 pastilles après chaque repas.

Poudre digestive Royer.

Composition. — A base de sous-carbonate de bismuth, de pepsine et de pancréatine.

Indications spéciales. — Affections gastro-intestinales.

Doses. — Une cuillerée à café à chaque repas.

Dermatol Knorr.

Composition. — Gallate basique de bismuth, préparé en mélangeant les deux solutions suivantes :

N° 1.	Sous-nitrate de bismuth	15 gr.
	Acide acétique cristallisé	30 —
	Eau	250 —
N° 2.	Acide gallique	5 gr.
	Eau	250 —

Doses et mode d'emploi.— 1° *Usage externe.* — S'emploie comme l'iodoforme.

2° *Usage interne.* — 2 gr. par jour.

Veloutine Ch. Fay.

Composition. — Poudre de riz à base de bismuth, facilement adhérente.

BLEU DE MÉTHYLÈNE

Indications. — *Analgésique;* à doses même faibles, il fait cesser immédiatement la *douleur*, dans les *névralgies.*

Excellent antipériodique, il agit, alors même que la quinine a échoué, contre les *manifestations diverses du paludisme chronique.*

Pilules Doumer.

Composition. — Chaque pilule contient 0 gr. 05 de bleu de méthylène, *chimiquement pur.*

Doses et mode d'emploi. — 4 à 8 pilules (0 gr. 20 à 0 gr. 40) en plusieurs fois, avant les repas.

Pilules de neurobleutine Foulon.

Indications spéciales. — Ténesme vésical.

Doses. — 8 pilules par jour.

BOLDO

Propriétés. — Stimulant général, excitant de la sécrétion biliaire.

Indications. — Lithiase biliaire, congestion du foie, insomnie, dyspepsie atonique, fièvres intermittentes.

Boldo-Verne.

Doses. — *Gouttes concentrées :* XXX à LX gouttes par jour, à chaque repas, par doses progressives de 4 en 4 jours. — *Élixir :* 4 cuillerées à café par jour, aux deux repas, à prendre au dessert.

Boldo-glucine Chapoteaut.

Doses. — 1 à 3 capsules.

Granules de boldine Houdé.

Composition. — Extrait des feuilles de boldo, dans la proportion de 25 milligrammes par kilo de feuilles.

Doses et mode d'emploi. — 6 à 8 granules par jour.

Poudre de santé Blot.

Composition. — A base de boldo et de résinates alcalins.

Indications spéciales. — Constipation, embarras gastrique.

Doses. — Une cuillerée à café dans un peu d'eau.

BORIQUE (ACIDE)

Propriétés. — Antiseptique, antifermentescible.

Indications. — Antisepsie, lavages vésicaux.

Boricine Meissonnier.

Composition. — La boricine est une composition à base d'acide borique, essentiellement antiseptique, donnant à froid des solutions neutres parfaites et stables.

C'est un sel défini résultant de la combinaison du biborate de soude et de l'acide borique. Ce sel forme des cristaux en rosettes, petits et courts. A la température ordinaire, l'eau en dissout *seize pour cent;* à la température du sang, environ *trente pour cent*, et à l'ébullition, *soixante-dix pour cent*. Ses solutions étant plus concentrées que celles de l'acide borique, elles sont par cela même plus énergiques.

Indications thérapeutiques. — Les solutions de boricine sont six fois plus antiseptiques que celles de l'acide borique.

En outre de ses propriétés antiseptiques, la boricine agit aussi grâce à ses caractères physiques. En effet, par suite de sa grande solubilité dans l'eau, elle est très *osmotique*, d'où la faculté de résorber les liquides imbibant le tissu des muqueuses.

La boricine, n'étant ni toxique, ni caustique, ni irritante, est le meilleur antiseptique des muqueuses. Elle rend de grands services dans tous les cas où il y a inflammation des muqueuses et formation de pus, qu'elle modifie et dont elle empêche le développement dès la première application, soit en poudre, soit en solution concentrée.

La boricine est un hémostatique puissant. C'est aussi un succédané de l'iodoforme.

Doses et mode d'emploi. — Maladies du nez, en irrigation; maladies des voies urinaires, en injections maladies de la peau, en lavages : 1 à 2 cuillerées à soupe par litre d'eau.

Maladies des yeux, en lavages ; maladies du larynx, en gargarismes; plaies, brûlures, blessures, en compresses et en lavages : 2 à 4 cuillerées à soupe par litre d'eau.

Maladies des oreilles, en lavages et en instillations; gynécologie, en injections : 3 à 5 cuillerées à soupe par litre d'eau.

La cuillerée à soupe contient 25 gr. de boricine.

Gargarisme antiseptique du Dr Monvenoux.

Composition. — A base d'acide borique, de borate de soude, de naphtol, salol, thymol, salicylate de soude, acide salicylique.

Doses. — 8 à 10 pastilles par jour, pour les *adultes*,

Sulfo-Bore.

Composition. — Acide borique pulvérisé et hyposulfite de soude.

Indications spéciales. — Leucorrhée, prurit vulvaire, acné, coryza, maux de gorge.

Doses. — 30 gr. pour un litre.

BROMOFORME

Propriétés. — Antiseptique, anesthésique puissant.

Indications. — Coqueluche.

Capsules Montegniet

Composition. — Chaque formule contient :

Bromoforme........................	20 centigr.
Benzoate de soude.................	10 —
Aconit............................	II gouttes

Indications spéciales. — Toux, grippe, catarrhe.

Doses. — 4 à 6 par jour, une heure après les repas.

Sirop Cardinal.

Composition. — Bromoforme, belladone, aconit.

Sirop Montegniet.

Composition. — Bromoforme, benzoate de soude.

Chaque cuillerée à café contient I goutte de bromoforme.

Doses. — 2 à 8 cuillerées à café par jour.

Sirop Ramé.

Composition. — Bromoforme, aconit, tolu, codéine.

Doses. — *Adultes :* 3 à 5 cuillerées à soupe par jour.

Enfants : 2 à 6 cuillerées à café par jour.

Sirop Rami.

Doses et mode d'emploi. — Se prend dans de l'eau, de la tisane, au moins 2 heures après le repas.

Adultes : 3 à 6 cuillerées à bouche par jour.

Enfants : 1 cuillerée dans 3 cuillerées de sirop de Tolu ; à donner par cuillerées à café.

Sirop Ramos.

Composition. — Préparation à base de bromoforme, acide phénique, codéine, aconit, tolu, laurier-cerise.

BROMURE DE CAMPHRE

Propriétés. — Sédatif, antispasmodique.

Indications. — Insomnie, névralgies, asthme, chorée, hystérie.

Capsules et Dragées du Dr Clin.

Composition. — Une *capsule* renferme 20 centigrammes ; une *dragée* 10 centigrammes de bromure de camphre.

Doses. — 1 à 6 *capsules ;* 2 à 12 *dragées.*

BROMURE D'ÉTHYLE

Propriétés. — Anesthésique.

Indications. — Anesthésie obstétricale, épilepsie.

Bromure d'éthyle Adrian.

Composition. — Mélange d'alcool, de phosphore rouge et de brome.

BROMURE DE POTASSIUM

Propriétés. — Sédatif du système nerveux.

Indications. — Epilepsie, hystérie, éclampsie, chorée, asthme, coqueluche, spasmes, diabète sucré.

Dragées Gélineau.

Composition. — Elles renferment du bromure de potassium, de l'arsenic et de la picrotoxine; le bromure diminue la sensibilité réflexe du système nerveux et combat la prédisposition congestive du cerveau; la picrotoxine, alcaloïde de la coque du Levant, agit contre l'élément convulsif et spasmodique des névroses; l'arsenic joue le rôle de reparateur de la cellule nerveuse.

Indications spéciales. — Les dragées Gélineau donnent des résultats remarquables dans un grand nombre de névroses graves que le bromure seul n'aurait pu obtenir sans risquer les accidents bromiques. En première ligne, citons l'*épilepsie*, principalement l'épilepsie essentielle, sur laquelle on compte de véritables succès; puis l'*hystérie*, la *chorée*, l'*asthme*.

Mais c'est dans leur application à combattre les *accidents nerveux* de la *menstruation*, accidents si pénibles pour la femme et son entourage, qu'on trouve, dans les dragées Gélineau, une médication réellement merveilleuse et efficace.

Doses et mode d'emploi. — Contre les accidents nerveux de la menstruation, prendre 2 à 4 dragées par jour aux repas pendant les deux jours qui précèdent les époques.

Dans l'épilepsie, les dragées seront prises toujours au milieu du repas ou à la fin du repas. On débutera par 2 par jour la première semaine, 3 par jour la seconde et la troisième, 4 dragées par jour la quatrième semaine, mais en augmentant moins vite s'il y a malaise de l'estomac et si on a affaire à un tempérament délicat. La plus forte dose sera donnée au repas du soir, quand on prendra un nombre impair de dragées.

Pour les enfants au-dessous de deux ans, une dragée suffit, on la fait dissoudre dans un peu de tilleul ou du vin sucré, et on la donne en 2 ou 3 fois aux repas, en agitant le mélange.

De deux à quatre ans, on donne 2 dragées de la même manière et on augmente ensuite, suivant l'âge et la force du sujet.

Sirop Gélineau.

Composition. — A base de bromure de potassium arsenical et de chloral.

Indications spéciales. — Le sirop convient dans ces névroses de caractères si variables, et de sièges si différents qui précèdent, accompagnent et suivent le moment des règles et l'âge de retour, et qu'on a désignées sous la dénomination générale de *vapeurs*, *vertiges*, *chaleur de la figure*, *gastralgies*, *battements nerveux du cœur*, *pesanteurs abdominales*, *insomnie*, *maux de nerfs*, *agacements*, *mélancolie*, *hypocondrie*, en un mot dans tous les troubles bizarres ou pénibles qui assombrissent l'existence des êtres nerveux et leur rendent la vie insupportable.

Doses et mode d'emploi. — Le sirop se prend à la dose de 2 à 4 cuillerées à bouche par jour dans un peu d'eau sucrée ou mieux dans une tasse de tisane de pomme (trois ou quatre tranches de pomme pour une tasse d'eau).

Bols antidiabétiques Guibert.

Composition. — Ils contiennent du bromure, de l'arsenic, c'est-à-dire des médicaments recommandés par Dujardin-Beaumetz dans le diabète; ils contiennent aussi de la strychnine, que conseille le professeur Jaccoud ; enfin, ils contiennent de la quassine.

Indications. — Dans le *diabète*, l'usage des bols rendra promptement au malade la force, l'énergie, la vigueur, les facultés physiques et intellectuelles ; la diminution rapide du sucre et de l'urine démontre la réalité de l'amélioration.

Doses et mode d'emploi. — A la dose progressive de 3 à 6 bols par jour, pris en deux fois au milieu du repas, jamais dans l'intervalle des repas.

BROMURE DE POTASSIUM

Bromure de potassium Souffron.

Pas de bromisme.

Composition.—*La solution* contient 2/15 de bromure de potassium chimiquement pur ; le *sirop* contient 2/20.

Doses. — Une cuillerée de *solution* ou de *sirop* représente 2 grammes de bromure.

Indications spéciales. — Névroses, chorée, épilepsie.

Bromurine granulée.

Composition. — Chaque cuillerée à café contient 1 gr. de bromure de potassium.

BROMURE DE STRONTIUM

Propriétés et indications. — Ce sont les mêmes que pour le bromure de potassium.

Sirop Acard.

Composition. — Contient du bromure de strontium, dissous dans du sirop d'écorces d'oranges. Une cuillerée à bouche contient 2 grammes de bromure.

Strontium bromuré Midy.

Composition. — Solution titrée à 2 gr. de bromure de strontium exempt de baryte, mieux toléré que le bromure de potassium.

Indications spéciales. — Dyspepsie nerveuse.

BROMURES

Propriétés. — Sédatif du système nerveux, diminution de l'excitabilité réflexe du cerveau et de la moelle.

Indications. — Epilepsie, hystérie, éclampsie, chorée, asthme, coqueluche, spasmes, insomnies.

Anticomitiale.

Composition. — A base de bromo-cyanure double de potassium et de strontium ioduré et extrait concentré de valériane.

Indications spéciales. — Médication nouvelle des affections nerveuses. Cette solution est employée pour la cure radicale de tout nervosisme : épilepsie, hystérie, danse de Saint-Guy.

Mode d'emploi. — Il varie suivant les âges : suivre les indications de l'étiquette.

Bromidia de Battle.

Composition. — Spécialité américaine, composée comme suit :

Bromure de potassium	6 grammes.
Chloral	6 —
Extrait de cannabis indica	5 centigr.
— de jusquiame	5 —
Eau distillée........ Q. s. Pour faire	32 grammes.

Doses. — 2 à 4 grammes par jour.

Bromium Rolan.

Composition. — Bromures de strontium, de sodium et d'ammonium.

Mode d'emploi et doses. — Une ou deux cuillerées à café, déliées dans un peu d'eau, assurent le sommeil.

Bromures Laroze.

Composition. — A base de bromures dissous dans du sirop d'écorces d'oranges amères.

Doses et mode d'emploi. — Le dosage de ces divers sirops est toujours fixe et invariable : ils renferment exactement 1 gramme de bromure par cuillerée à bouche, à l'exception du sirop polybromuré dont chaque cuillerée à bouche contient 3 grammes de polybromure.

Chloral bromuré Dubois.

Voyez *Chloral*.

Elixir polybromuré de Baudry.

Composition. — Bromures de potassium, de sodium, d'ammonium et colombo. Chaque cuillerée à bouche contient 3 grammes de bromures.

Doses et mode d'emploi. — 2 à 4 cuillerées à bouche par jour, à prendre le matin et le soir.

Granules et Sirop de Falières.

Composition. — A base de bromure de potassium ; une cuillerée à bouche contient 2 gr. de bromure.

Sirop anti-nerveux du Dr Saint-Denis.

Composition. — A base de cyano-bromure de potassium et de succinate d'ammoniaque.

Doses. — *Adultes :* 1 à 3 cuillerées à bouche par jour; *enfants :* 1 à 3 cuillerées à café.

BROMURES

Sirop bromuré Henry Mure.

Composition. — 2 grammes de sel bromuré chimiquement pur par cuillerée à bouche de sirop d'écorces d'oranges amères de qualité supérieure.

Indications spéciales. — Hystérie, vertiges, convulsions, maux de tête, dyspepsies nerveuses, diabète.

Sirop Collas.

Composition. — A base de bromures de potassium et de lithium.

Doses. — 2 ou 3 cuillerées par jour.

Tribromure de Gigon.

Composition. — Mélange à parties égales des bromures de potassium, de sodium et d'ammonium, additionné de sirop d'écorces d'oranges amères. La cuiller-mesure accompagnant le flacon contient 1 gramme de tribromure.

Indications spéciales. — Epilepsie, hystérie, éclampsie, chorée, migraine, convulsions, névroses.

Doses et mode d'emploi. — Faire dissoudre une cuiller-mesure dans de l'eau sucrée ou dans une infusion de tilleul, 1 à 4 fois par jour.

Vin polybromuré de Barthélemy.

Indications spéciales. — Maladies mentales et nerveuses, hystérie, névroses.

Doses. — 3 gr. de bromures par cuillerée à bouche.

BUCHU

Propriétés. — Diurétique, diaphorétique.

Indications. — Maladies des voies urinaires, incontinence d'urine.

Sirop du Dr Adel.

Doses. — 1 cuillerée à bouche, 3 fois par jour dans de l'eau.

CACODYLATE DE FER

Indications. — Chlorose, anémie, affections paludéennes, maladies de peau.

Fer Glasser.

Composition. — Chaque granule contient 2 centigr. 50 de cacodylate de fer.

Doses. — 2 à 10 granules par jour, aux repas.

CACODYLATE DE SOUDE

Indications. — Maladies de peau, tuberculose pulmonaire, diabète.

Ampoules cacodyliques Fraisse.

Composition. — Les ampoules sont dosées à 0.05 centigr. par centimètre cube.

Cacodylate de soude Clin.

Composition. — *Globules* : 1 globule représente 1 centigr.

Gouttes : 5 gouttes représentent 1 centigr.

Tubes : Chaque tube contient 5 centigr. par injection hypodermique.

Cacodyle Cussac.

Composition. — Chaque pilule représente 2 centigrammes et demi d'acide cacodylique, sous forme de cacodylate de soude, chimiquement pur.

Doses. — Deux pilules par jour aux repas pendant 8 jours; repos de 8 jours et recommencer de même.

Cacodyle Gonnon.

Composition. — A base de cacodylate de soude.

Mode d'emploi et doses. — *Ampoules* pour injections hypodermiques, dosées à 2 centigr. de cacodylate de soude par cent. cube.

Ampoules pour injections rectales, dosées à 2 centigr. de cacodylate par 5 cent. cubes. 2 injections par jour pendant 6 jours, 3 pendant 6 autres jours, repos pendant 5 jours et continuer ainsi longtemps.

Sirop. — Dosé à 2 centigr. par cuillerée à bouche : 3 à 6 cuillerées par jour.

Granules. — Dosés à 2 centigr. 3 à 6 par jour.

Cacodylium de A. Petit-Mialhe.

Composition. — Chaque ampoule contient 0,05 centigrammes de cacodylate de sodium.

Mode d'emploi. — En injections hypodermiques. 2 injections de 5 cent. cubes par jour, pendant 6 jours, 3 pendant 10 jours, repos de 15 jours, puis reprise.

Cacodylline Faudon.

Composition. — Sérum stérilisé au cacodylate de soude superphosphaté.

Indications spéciales. — Tuberculose.

Dioscoridine du Dr de Mondray.

Composition. — Acide cacodylique et cacodylates de soude et de potasse, granules dosés à 1 centigr.

Granules et Liqueur de Glasser.

Composition. — Renferment l'arsenic en combinaison organique.

Mode d'emploi et doses. — *Granules* contenant chacun 1 centigr. d'acide cacodylique, 2 à 5 par jour aux repas ; *liqueur*, 1 centigr. d'acide cacodylique par 5 gouttes, V à X gouttes aux repas dans les boissons habituelles ; *liqueur spéciale* pour injections hypodermiques : 5 centigr. d'acide cacodylique pour 1 cent. cube; 1 ou 1/2 seringue Pravaz par jour.

Vin glycérophosphaté de dioscoridine.

Composition. — Un verre représente 1 centigramme de cacodylate de soude.

Autre spécialité à base de Cacodylate de soude.

Arsycodile.

CAFÉINE

Propriétés. — Tonique du cœur, diurétique.

Indications. — Cardiopathies, maladies aiguës lorsque le cœur fléchit, hydropisies, ascite.

Contre-indications. — Hypertension artérielle, ne jamais donner la caféine le soir.

Caféine Houdé.

Doses et mode d'emploi. — *Solution :* titrée à 25 centigr. par centimètre cube; en injections hypodermiques, 6 à 8 fois par 24 heures ; voie stomacale, 1 cuillerée à café dans 100 gr. d'eau sucrée.

Pilules : contenant 10 centigr. de caféine et 20 de sulfate de quinine. 2 à 4 par jour, après les repas.

Vin : dosé à 10 centigr. de caféine et 20 d'extrait de quinquina par 20 gr. 2 à 4 cuillerées par jour.

Dragées toni-cardiaques Lebrun.

Composition. — Caféine iodoformée, strophantus et spartéine.

Eupnine Vernade.

Composition. — Solution d'iodure de caféine cristallisé à 1/10.

Indications spéciales. — Asthme, emphysème, affections rénales, maladies de cœur.

Doses. — 1 à 2 cuillerées à café par jour.

Matéol granulé Saint-Marc.

Composition. — A base de caféine et de glycérophosphate de chaux. Une cuillerée à café contient :

Caféine	10 centigr.
Glycérophosphate de chaux	20 —

Doses. — 3 à 6 cuillerées à café par jour.

CANTHARIDES

Papier d'Albespeyres pour l'entretien des vésicatoires à demeure.

Composition. — Ce papier, préparé avec de la cantharide titrée, possède quatre degrés de force désignés par les numéros 1 faible, 1, 2 et 3.

C'est la seule préparation de ce genre employée dans les hôpitaux militaires de l'armée française.

Indications spéciales. — Les exutoires constituent, suivant les paroles du professeur Fonssagrives, une des plus précieuses ressources de la thérapeutique, à la condition de ne pas en abuser. Rigal (1) a caractérisé les avantages de cette médication, à laquelle il attribue une triple action révulsive, spoliative, excitative. Dans toutes les *affections chroniques*, l'établissement d'un vésicatoire au bras peut avoir ses indications. En pareil cas, le meilleur pansement est celui qu'on fait avec le papier d'Albespeyres.

(1) Rigal, article Exutoires du *Nouveau Dictionnaire de Médecine* de Jaccoud.

On peut appliquer les vésicatoires à demeure sur toutes les régions du corps. Dans certains cas, on les établit sur la région de la peau correspondant exactement à l'organe malade (*phtisie, affections des viscères abdominaux, névralgies*), ou dans le voisinage de cet organe (vésicatoire à la nuque : *maladies du cerveau, aliénation mentale;* vésicatoire sur la tempe : *affections des yeux*). Mais en général, même dans les cas particuliers qui viennent d'être indiqués, il convient de choisir, pour l'établissement d'un vésicatoire permanent, les régions les moins incommodes, les moins accessibles à la vue. Aussi devra-t-on presque toujours l'appliquer sur la partie supérieure et externe du bras gauche, ou du bras droit chez les gauchers, au-dessous de l'empreinte deltoïdienne.

D'après les expériences de Liebreich, l'efficacité de cette médication tiendrait à l'action antimicrobienne de la cantharidine, absorbée à doses infinitésimales.

Doses et mode d'emploi. — On fait deux pansements par jour avec une feuille de papier d'Albespeyres, coupée de la dimension du vésicatoire au bras, qui est généralement celle d'une pièce de cinq francs. La dose, c'est-à-dire la force du papier, doit être subordonnée à la suppuration de la plaie ; le n° 2 est le plus employé.

Vésicatoire rose de Beslier.

Composition. — A base de cantharidate de soude.

Doses et mode d'emploi. — Avant de poser le vésicatoire, laver la région à l'eau chaude. Recouvrir le vésicatoire d'un linge chaud au moment de l'application. L'application est indolore, si on a soin d'enlever le vésicatoire, dès que le malade éprouve la sensation d'un sinapisme, pour le remplacer par un cataplasme, sous lequel l'action se continue sans accident du côté de la vessie.

CAPSICINE

Propriétés. — Révulsif.

Indications. — Angines, laryngites, bronchites, pneumonie, névralgie, sciatique, torticolis.

Gyrol.

Composition. — Crayon à la capsicine.

Mode d'emploi. — Passer le crayon légèrement sur la peau et attendre au moins une heure. Si l'effet est insuffisant, — ce qui sera le cas le plus fréquent, — repasser de nouveau, et plusieurs fois au besoin, en appuyant davantage.

Si l'effet est trop énergique, essuyer avec un linge mouillé ; il se modérera tout en persistant.

CARBONATE DE FER

Pilules du Dr Blaud.

Composition. — Voici leur composition :

Sulfate de protoxyde de fer purifié, desséché et pulvérisé...	30 gr.
Carbonate de potasse pur desséché	30 gr.
Gomme arabique en poudre	5 gr.
Eau	30 gr.
Sirop simple	15 gr.

Par la réaction qui s'ensuit, on a la production de deux sels, d'une composition chimique bien déterminée, soit d'un sel qui est légèrement laxatif. Il se produit une double décomposition et la production du carbonate de fer et de sulfate de potasse, combinaison favorable *pour combattre la constipation*, remarque très importante qui doit être faite par le médecin qui a eu souvent des déceptions avec certains ferrugineux, source de troubles du côté des voies digestives et de dyspepsie.

Indications spéciales. — Les principales indications

sont : la chlorose et tous les états de chloro-anémie s'accompagnant de troubles menstruels, comme l'aménorrhée, la dysménorrhée, les pâles couleurs, la ménorrhagie, la leucorrhée, et le lymphatisme ; il combat puissamment la dyscrasie veineuse accompagnant l'âge critique et neutralise rapidement les épiphénomènes morbides dus au nervosisme féminin, en s'opposant à l'olygocythémie.

Les véritables pilules du docteur Blaud sont d'une parfaite assimilation, réveillant la nutrition défaillante, ayant l'avantage de ne pas noircir les dents, annihilant les troubles fonctionnels du côté des voies digestives par l'effet laxatif qui se dégage de leur réaction chimique, correctif que l'on est loin de trouver avec certaines pilules dragéifiées qui donnent lieu à des mécomptes, à des coliques, à des mouvements fluxionnaires inflammatoires du côté de la circulation veineuse viscérale. C'est le ferrugineux le plus assimilable, se rapprochant le plus de l'état physiologique du fer contenu dans les globules sanguins.

Doses. — 8 à 12 par jour avant les repas. Chaque pilule contient 0, 25 cent. de sulfate de fer et 0, 25 cent. de carbonate de potasse.

CARDAMOME

Eau Pausodun.

Composition. — Esprit éthéré de cardamome c^sé^.

Les cardamomes, fruits secs de l'amomum cardamomum, proviennent de l'Inde, de Java et du Malabar. Ils sont stomachiques et stimulants ; associés aux principes des labiées, ils constituent l'eau Pausodun, dont l'action stimulante est singulièrement augmentée par la grande diffusibilité de l'éther qu'elle renferme.

Indications spéciales. — Etourdissements, syncopes, dépression, indigestions.

Doses et mode d'emploi. — De 1 à 2 cuillerées à café dans 1 ou 2 cuillerées d'eau, à n'importe quel moment.

CASCARA SAGRADA

Propriétés. — Purgatif doux.
Indications. — Constipation, surtout chronique.

Cascarine Leprince.

Composition. — La cascarine Leprince ($C^{12} H^{10} O^5$), extraite de la *Cascara sagrada*, représente le véritable principe laxatif de cet agent médicamenteux.

Mode d'action. — Son action, à la dose de 0,05 à 0,20 pour l'adulte, de 0,02 à 0,05 pour l'enfant, est sûre, douce, modérée : évacuante sans coliques, ni superpurgation.

Indications spéciales. — L'action toute spéciale de la cascarine Leprince sur le foie et l'excrétion biliaire rend son emploi très utile contre les affections de cet organe, l'ictère, etc.; fort efficace pour combattre la constipation habituelle et celle qui peut résulter de certains traitements thermaux : cas dans lesquels elle paraît être tout indiquée (1).

Doses et mode d'emploi. — Une ou deux pilules le soir au coucher, soit 0,01 de cascarine ; ou au repas, lorsque la constipation est d'origine dyspeptique. Peut être employée dans tous les cas, même pendant la grossesse, l'allaitement et chez les enfants.

Cachets Limousin.

Composition. — Chaque cachet contient 25 centig. de cascara.

Doses. — 1 à 2 cachets par jour.

(1) *Académie de médecine*, 14 juin 1892. — *Académie des sciences*, 1er août 1892.

CASCARA SAGRADA

Cascara granulée Piclin.

COMPOSITION. — Saccharure de cascara, soluble.

INDICATIONS SPÉCIALES. — Laxatif indiqué contre la constipation opiniâtre, dans les migraines, les hémorroïdes.

DOSE LAXATIVE. — Une ou deux cuillerées à café, matin et soir, dans un quart de verre d'eau ou autre liquide, en ayant soin que la dissolution soit complète. La médication doit être continuée huit à dix jours ou plus. Selon l'effet, on diminue progressivement les doses et on les espace, en en prenant tous les 2 ou 3 jours jusqu'à ce que les selles se produisent spontanément. On est assuré du succès si on se conforme à ces indications.

DOSE PURGATIVE. — Trois à quatre cuillerées à café le matin à jeun ; une cuillerée toutes les dix minutes dans un quart de verre d'eau ; prendre du bouillon et du thé léger.

Cascara liquide Alexandre.

COMPOSITION. — 50 centigrammes par cuillerée à café.

DOSES. — 1 à 2 cuillerées à café, le soir, avec le potage.

Cascara Midy.

COMPOSITION. — Chaque pilule contient :

Extrait de cascara....................	5 centigr.
Poudre de cascara....................	5 —

DOSES. — Prendre le soir en se couchant 2 ou 3 pilules, pour obtenir une selle le matin.

Dragées Demazière.

DOSES ET MODE D'EMPLOI. — La dose est de 4 dragées par jour : 2, le matin au réveil; 2, le soir au diner. Cette dose peut être augmentée ou diminuée.

Laxol Fraudin.

Composition. — Extrait total des principes actifs de la cascara sagrada et benzoate de magnésie.
Doses. — 1 cuillerée à dessert, le soir.

Pilules Auguet.

Composition. — Cascara sagrada, podophyllin.
Doses. — 2 à 4 pilules le soir.

Pilules Kugler.

Doses. — 1 à 4 en se couchant.

Autre spécialité à base de cascara.

Cascara Dubost.

CASCARILLE

Propriétés. — Amer aromatique, à la fois eupeptique et stimulant.
Indications. — Dyspepsie.

Capsules azymes végétales Masclet.

Composition. — A base de cascarille, d'aunée et de gentiane.

CASSIA OCCIDENTALIS

Propriétés. — Fébrifuge, tonique, reconstituant, stimulant et antispasmodique, antidysménorrhéique.

Poudre et Vin de Natton.

Composition. — A base de *Cassia occidentalis*.
Doses et mode d'emploi. — *Poudre :* une à deux

cuillerées à bouche, pour une tasse d'infusion préparée comme le café ordinaire et sucrée à volonté. Une à quatre tasses par jour, à jeun ou immédiatement après les repas.

Vin : Un verre à madère deux fois par jour, à un moment quelconque de la journée ou immédiatement avant ou après les repas. Suivant les cas, on peut élever la dose *jusqu'à 6 verres par jour.*

CASTOREUM

Propriétés. — Stimulant, antispasmodique.

Indications. — Hystérie, troubles nerveux liés aux lésions utérines.

Globules névrosthéniques de T. Gras.

Composition. — Préparation à base d'éthérolé de castoreum valérianique.

Doses. — 2 à 4, à prendre avant les repas ou deux heures après.

CATAPLASME

Indications. — Furoncles, phlegmon.

Cataplasme sinapisé français.

Composition. — Graines de moutarde et de lin déshuilées dans la proportion de 1 pour 3, avec addition d'acide borique.

Lin Aulagne.

Composition. — Farine de lin formant un cataplasme antiseptique et instantané.

Mode d'emploi. — Plonger 5 minutes dans l'eau bouillante, puis l'appliquer sur la peau.

Ouataplasme Langlebert.

Composition. — Cataplasme composé de ouate et de mousseline hydrophiles, antiseptiques et d'un mucilage aseptique, le tout stérilisé à 120°.

Mode d'emploi. — On le prépare instantanément, en le trempant dans l'eau bouillie.

CÉLERI SAUVAGE D'ALGÉRIE

(*Apium graveolens*)

Apio-Gravéol Besson.

Composition. Tous les principes actifs de la plante fraîche en totalité, à poids égal.

Indications spéciales. — Dysurie, goutte, rhumatismes, douleurs néphrétiques, urémie, diathèses urique et arthritique.

Doses. — 3 à 4 cuillerées à soupe par jour entre les repas dans une tisane, tiède, non sucrée, de chiendent ou de reine des Prés.

CÉRÉBRINE

Cérébrine Fournier.

Composition. — La Cérébrine est à base des principes actifs du café, de la kola et du guarana associés à une très faible proportion d'analgésine dans un véhicule essentiellement diffusible.

Elle n'a donc rien de commun avec les préparations d'extraits organiques auxquelles elle est bien antérieure.

Mode d'action. — La Cérébrine est un des exemples les plus typiques de l'importance de l'association à petites doses des médicaments.

Elle produit des effets extrêmement rapides et durables, n'occasionne aucun malaise et est absolument inoffensive, alors que des doses ordinaires ou massives de caféine, de cocaïne ou d'antipyrine ne déterminent souvent qu'un soulagement de courte durée en laissant tous les inconvénients des doses massives.

Véritable spécifique de la migraine et des névralgies essentielles, elle procure encore un soulagement immédiat et profond dans les névralgies liées à une lésion organique.

La plupart des maladies présentant des modalités différentes, l'expérience lui a fait donner, pour satisfaire aux diverses indications cliniques, cinq formes distinctes : Cérébrine simple, Cérébrine bromée, Cérébrine iodée, C. bromo-iodée, C. quiniée, auxquelles on a ajouté la Cérébrine à la kola qui agit comme antidéperditeur et comme remontant instantané chez les cyclistes, les touristes, les alpinistes, etc.

Indications spéciales. — La C. simple s'emploie dans le plus grand nombre des cas, c'est-à-dire toutes les fois qu'il s'agit de migraines névralgiques.

La C. bromée, dont l'action est généralement plus rapide et plus régulière chez les personnes nerveuses, est applicable à toutes les formes de la neurasthénie, aux névroses et aux cas rebelles qui ne cèdent que lentement ou incomplètement à la dose ordinaire de C. simple.

La C. iodée est spéciale aux névralgies symptomatiques, et particulièrement à celles qui relèvent du traitement par les iodiques.

La C. bromée et la C. iodée donnent d'excellents effets dans les divers états congestifs du cerveau.

La C. bromo-iodée réussit tout particulièrement contre les névralgies faciales, les névralgies du trijumeau, les névralgies radiales et sciatiques rebelles à tous les traitements rationnels et autres antérieurs; ses effets contre la goutte sont très marqués.

La C. quiniée, par son association avec la quinine et avec les principes de l'aunée, du polygala, de l'aconit et de la lobélie, et en raison de sa grande diffusibilité, amène une réaction générale immédiate qui permet d'enrayer le développement de la grippe, et de juguler en quelque sorte la dépression nerveuse profonde qui en est la conséquence. Ses effets, dans de semblables conditions, sont très remarquables au début de toutes les fièvres éruptives et des affections aiguës de la gorge et des bronches.

Mode d'emploi. — La C. simple se prend *pure*, *ou mieux* dans une ou deux cuillerées d'eau, en deux fois, à cinq minutes d'intervalle, à n'importe quel moment d'un accès.

Les autres variétés ne se prennent jamais pures.

Doses. — La dose est d'une à deux cuillerées à café pour les *enfants* de 5 à 15 ans. Pour les *adolescents* et les *adultes*, d'une moyenne cuillerée à soupe.

On doit toujours observer un intervalle de 3/4 d'heure avant, ou d'une heure 1/2 à 2 heures après les repas et on peut renouveler la dose 2 ou 3 fois dans les 24 heures. *Les femmes peuvent en prendre en tout temps.*

L'*emploi prolongé de la Cérébrine* ne peut entraîner aucun inconvénient pour l'état général.

En raison des diverses idiosyncrasies, la C. est délivrée (mais sur demande spéciale) sans analgésine, ou sans éther, ou sans sucre.

CHAMPAGNE MÉDICINAL

Champagne Pausodun.

Composition. — Il ne contient pas de sucre.

Indications. — Diabète.

CHARBON VÉGÉTAL

Propriétés. — Absorbant, désinfectant intestinal.

Indications. — Dyspepsie, météorisme, fièvre typhoïde, antisepsie intestinale.

Charbon granulé Fraudin.

Composition. — Sans naphtol, pour les cas où le naphtol est contre-indiqué.

Doses. — 3 à 6 cuillerées à café par jour.

Charbon naphtolé Fraudin.

Composition. — Le pouvoir absorbant du charbon est complété par l'action antiseptique du naphtol β.

Doses et mode d'emploi. — Placer le charbon sur la langue au fond de la bouche, et boire aussitôt après quelques gorgées d'eau pure. — 3 à 6 cuillerées à café par jour, avant ou après le repas.

Charbon Tissot.

Composition. — Charbon de peuplier, aggloméré au gluten, légèrement additionné de benzoate de naphtol. Aromatisé à l'anis.

Doses. — 1 à 2 cuillerées à café avant et après chaque repas.

Pastilles Monal.

Composition. — Charbon et naphtol β.

Indications spéciales. — Antisepsie intestinale.

Doses. — 4 à 6 par jour; 2 à chaque repas.

Poudre et Pastilles de Belloc.

Composition. — Contient du charbon de peuplier.

Doses et mode d'emploi. — 2 à 3 cuillerées à bouche de *poudre;* 4 à 6 *pastilles* par jour, avant ou après les repas.

CHELIDONIUM

Indications. — Diarrhée.

Chelidonia.

Doses. — XL gouttes dans un verre à liqueur rempli d'eau.

CHLORAL

Propriétés. — Hypnotique, antiputride.

Indications. — Insomnie, tétanos, éclampsie, délirium tremens.

Contre-indications. — Cardiopathies, ulcères de l'estomac et gastrite.

Chloral bromuré Dubois.

Composition. — La préparation composée par Dubois et connue sous le nom de chloral bromuré Dubois est un liquide sirupeux, de couleur ambrée, aromatisé aux écorces d'oranges amères. Vingt grammes contiennent trente centigrammes de chloral et quarante centigrammes de bromure de potassium. Il doit à son mode spécial de fabrication une supériorité incontestable sur les mélanges de chloral et de bromures préparés au moment du besoin. Il n'est pas sujet à se décomposer. Il est constant dans sa composition et dans ses effets. Il n'irrite pas les muqueuses. Le chloral bromuré Dubois a une action plus prompte que les bromures, plus durable que le chloral et il tient de l'association de ces deux produits la propriété d'agir plus activement avec des doses plus faibles ; aussi leur est-il préféré pour remédier aux troubles essentiels ou symptomatiques du système nerveux.

Indications spéciales. — Insomnies, nervosisme, hystérie, chorée, dysménorrhée, épilepsie, convulsions, coqueluche, vertiges, névralgies.

Doses et mode d'emploi. — 1 à 6 cuillerées à café, à dessert ou à soupe, selon l'âge, dans les 24 heures.

CHLORAL

Chloral perlé de Limousin.

COMPOSITION. — Hydrate de chloral en capsules dragéifiées. Chaque dragée contient 25 centigrammes d'hydrate de chloral pur.

INDICATIONS SPÉCIALES. — Le chloral a une action hypnotique bien marquée, surtout chez les individus faibles et débilités. Le sommeil qu'il provoque est généralement calme. Cet agent peut être donné à une dose assez élevée, puisqu'il ne détermine aucun accident à la dose de 1 à 5 grammes. (Demarquay.)

On emploie le chloral contre le mal de mer, les coliques hépatiques, néphrétiques, utérines, contre les douleurs de la goutte, du rhumatisme, les crampes douloureuses, les toux spasmodiques et principalement les quintes de coqueluche.

DOSES ET MODE D'EMPLOI. — On doit toujours prendre le *Chloral perlé* avec une petite quantité d'eau, pour faciliter l'ingurgitation.

En moyenne, il ne faut pas moins de 2 grammes, pour provoquer le sommeil. Cependant quelques personnes se contentent de la moitié de cette dose.

CHLORAL

Sirop Gélineau.

COMPOSITION. — Nous avons déjà dit que le sirop Gélineau était un composé de bromure arsenical et de chloral, c'est un médicament précieux dans le traitement de la *Coqueluche*. En supprimant les crises de nuit, il permet au petit malade de prendre du repos et des forces.

INDICATIONS SPÉCIALES. — Etat névrosique des enfants qui se réveillent la nuit en sursaut, en proie à des terreurs folles, et qui poussent des cris aigus ; qui se cramponnent aux vêtements de leur nourrice et de leur mère, qui sont oppressés et sanglotent.

Doses et mode d'emploi. — Dose de 2 à 4 cuillerées à café par jour, suivant l'âge de l'enfant, quand il n'est que nerveux et agité, et de 8 à 10 quand les convulsions ont éclaté, une toutes les demi-heures jusqu'à sédation des accidents. Pour le faire prendre on écartera les mâchoires de l'enfant avec une cuiller d'étain, on les maintiendra éloignées, en glissant entre elles un morceau de bois garni de linge et on versera le sirop dans sa bouche en y maintenant la cuiller jusqu'à ce que la déglutition ait eu lieu.

Sirop Acard.

Composition. — Chaque cuillerée à bouche contient :

Bromure de strontium	2 grammes.
Chloral hydraté	1 —
Extrait de Cannabis indica	2 centig.
Extrait de jusquiame	1 —
Sirop d'écorces d'oranges amères	20 grammes.

Sirop d'alcoolate de chloral de Leconte.

Composition. — Chaque cuillerée contient 1 gramme d'alcoolate de chloral.

Doses. — 1 à 2 cuillerées à bouche.

Sirop de Follet.

Composition. — Contient un gramme d'hydrate de chloral par cuillerée.

Doses et mode d'emploi. — 3 cuillerées, avec un peu de lait, ou dans une infusion aromatique.

CHLORALOSE

Propriétés. — Hypnotique.

Indications. — Insomnies; hypnotique sans danger dans les affections du cœur.

Chloralose Bain.

Composition — Préparée sous forme de *cachets* dosés à 20 centigrammes, de *capsules* dosées à 10 centigrammes, et de *solution granulée effervescente* dont une cuillerée à café contient 10 centigrammes de chloralose.

CHLORATE DE POTASSE

Propriétés. — Active la sécrétion salivaire, diurétique, antiseptique faible.

Indications. — Inflammations de la bouche et de la gorge, stomatites, gingivites, angines.

Pastilles Acard.

Composition. — Chlorate de potasse, borax, cocaïne.

Doses. — 8 à 10 par jour.

Pastilles Dethan.

Composition. — Elles contiennent :

Chlorate de potasse	20 centig.
Baume de Tolu, pour aromatiser	q. s.
Sucre	q. s.

pour une pastille.

Doses. — Prendre douze pastilles par jour : quatre le matin, quatre à midi, quatre le soir. On augmente de quatre pastilles par jour, jusqu'à vingt.

Pastilles Mille.

Composition. — Chlorate de potasse concentré et comprimé, sans sucre, gomme, ni mucilage. Les pastilles contiennent 30 cent. de chlorate de potasse.

Doses. — 7 à 8 par jour.

Pastilles de Palangié.

Composition. — Chlorate de potasse et goudron.
Doses. — 5 à 6 par jour.

Tablettes chloro-boratées de Deslauriers.

Composition. — A base de chlorate de potasse, de borate de soude et de cocaïne.
Doses. — 8 par jour.

CHLORHYDRIQUE (ACIDE)

Propriétés. — Tonique, digestif, antiseptique.
Indications. — Anachlorhydrie, hypopepsie, dilatation d'estomac.

Chlorhydropeptine Coirre.

Composition. — Acide chlorhydrique, pepsine, fève de saint Ignace.
Doses. — Une cuillerée à café dans un verre de la boisson habituelle, au milieu des repas.

Chlorhydrocitrine Farget.

Doses. — 1 verre à liqueur après les repas.

CHLORHYDRO-PHOSPHATE DE CHAUX

Indications. — Phtisie, anémie, cachexies, rachitisme, scrofule, inappétence, dyspepsie, état nerveux, assimilation insuffisante, maladies des os.

Solution Henry Mure.

Composition. — Chaque cuillerée contient 1/2 gr. de

chlorhydrophosphate de chaux arsénié avec un milligramme d'arséniate de soude.

INDICATIONS SPÉCIALES. — Dyspepsie des phtisiques, chlorose.

DOSES ET MODE D'EMPLOI. — Par cuillerée, dans un peu d'eau vineuse ou sucrée, pendant les repas.

Solution Coirre.

COMPOSITION. — Chaque cuillerée à bouche représente 5 gr. de phosphate de chaux gélatineux.

DOSES ET MODE D'EMPLOI. — *Adultes :* 1 cuillerée à bouche ; *enfants de 6 à 12 ans :* 2 cuillerées à café ; *enfants du premier âge :* 1 cuillerée à café. Administrer le médicament au moment des deux principaux repas dans de l'eau sucrée ou coupée de vin.

Solution Jeannon.

DOSES. — 1 cuillerée à bouche chez les *adultes*, 1 cuillerée à café chez les *enfants*.

Solutions Pautauberge.

COMPOSITION. — Chlorhydrophosphate de chaux et créosote.

CHLOROFORME

PROPRIÉTÉS. — Produit l'anesthésie générale; insensibilise, puis irrite la peau.

INDICATIONS. — Anesthésie obstétricale et chirurgicale (inhalations), affections douloureuses de l'estomac (usage interne), affections douloureuses de la peau (usage externe).

Spécialités diverses à base de chloroforme.

Chloroforme Adrian. — Chloroforme Dumouthiers.

CHLORURE D'ÉTHYLE

Propriétés. — Anesthésique local.

Indications. — Petites opérations chirurgicales, névralgies.

Anestile Bengué.

Composition. — Mélange de chlorure d'éthyle et de chlorure de méthyle, logé dans des récipients en cuivre nickelé.

Indications spéciales. — Anesthésie locale rapide.

Mode d'emploi. — Le liquide sort en un jet très mince, obtenu par la capillarité d'une tige de verre faisant partie du bouchon.

Chloréthyle Bengué.

Composition. — Chlorure d'éthyle renfermé dans des ampoules de 37 à 40 centimètres cubes; ces ampoules sont terminées par un tube court à lumière capillaire.

Mode d'action. — Agit par la réfrigération.

Indications spéciales. — Anesthésie locale. — Calme la douleur dans les gastralgies, coliques, migraine, névralgies; arrête les saignements de nez.

Mode d'emploi. — Diriger le jet sur la partie à anesthésier, en tenant l'ampoule à 15 ou 20 cent. de la peau. La peau devient rose, rouge, puis blanche parcheminée; c'est là le signe de l'insensibilité.

CHLORURE DE SODIUM

Propriétés. — Augmente le nombre des globules, la sécrétion gastrique; action purgative à la dose de 30 à 50 gr. Augmente la sécrétion lactée, active la désassimilation.

Indications. — Maladies par ralentissement de la nutrition, tuberculose, scrofule, anémie.

Sel de Thalassa.

Composition. — Extrait salin concentré des eaux mères des marais salants.

Doses et mode d'emploi. — Sert à faire un bain de mer chez soi. — Jeter dans la baignoire une dose de sel; on a ainsi un bain à 5 litres environ d'eaux-mères saturées.

CINNAMATE DE SOUDE

Propriétés. — Produit autour des foyers malades une hyperleucocytose considérable, qui amène la formation de tissu conjonctif avec cellules épithéliales et nouveaux vaisseaux, et détermine la cicatrisation des lésions tuberculeuses.

Indications. — Tuberculose.

Ampoules d'hétoline Faudon.

Composition. — Stérilisées et titrées à 1, 3, 5, 7, 10, 15, 20, 25 milligrammes.

Indications spéciales. — Tuberculose.

Doses et mode d'emploi. — Injecter tous les 2 jours une ampoule dans la masse musculaire des fesses; commencer par 1 milligr. et augmenter la dose après 6 injections.

Hétol Cartaz.

Voir l'article *Hétol*.

Leucocytine.

Composition. — A base de cinnamate de soude chimiquement pur.

Doses et mode d'emploi. — S'emploie en injections hypodermiques, à la dose d'une goutte au début, et en augmentant d'un milligramme tous les 8 jours pour arriver à la dose maxima de 15 milligrammes.

CINNAMO-GAÏACOL

Styrol du Dr Pierrhugues.

COMPOSITION. — Ether cinnamique du gaïacol. Produit cristallisé, soluble dans l'alcool, le benzène, insoluble dans l'éther.

INDICATIONS SPÉCIALES. — Tuberculose, bronchites.

DOSES ET MODE D'EMPLOI. — 2 à 6 capsules de 0 gr. 10 par jour.

COALTAR

INDICATIONS. — Antisepsie, désinfection.

Coaltar saponiné de Le Beuf.

COMPOSITION. — Ce produit est une émulsion du coaltar au goudron de houille, obtenu à l'aide de la teinture de *Quillaya saponaria*.

Sa formule a paru si rationnelle qu'elle a été adoptée par la commission du Codex ; mais pour obtenir une émulsion bien faite, il faut une grande habitude et un tour de main spécial.

Le coaltar saponiné Le Beuf, qui possède des qualités antiseptiques et détersives remarquables, a été officiellement admis dans les hôpitaux de la ville de Paris. Il a l'avantage de n'être ni *caustique* ni *vénéneux*.

DOSES ET MODE D'EMPLOI. — *L'émulsion-mère au 5e* (*coaltar saponiné pur*) est principalement destinée aux pansements des plaies gangréneuses et diphtéritiques, les cancers ulcérés, etc. ; son action est réellement remarquable dans ces cas.

L'Émulsion au 10e (parties égales d'eau et de coaltar saponiné) suffit pour le pansement de la plupart des plaies : plaies simples, solutions de continuité qui suppurent, pansement des ulcères, des anthrax, pansement des moignons, etc.

L'Émulsion au 25e ou au 35e (coaltar saponiné : 1 partie; eau : 4 à 7 parties) s'emploie avec succès en compresses ou lotions dans certaines affections de la peau (herpès, eczémas, psoriasis, pityriasis, etc.).

L'Émulsion au 30e, au 40e et au 50e (coaltar : 1 partie ; eau : 5, 7 ou 9 parties) est fort efficace : en injections, dans les foyers de suppuration putride, dans les cavités des abcès par congestion, dans les trajets fistuleux, dans les écoulements fétides du nez et des oreilles; en lavages, dans la gangrène buccale et vulvaire chez les jeunes enfants.

Suivant le Dr Bouchut, médecin de l'hôpital des Enfants-Malades, à Paris, le meilleur topique dans l'*angine couenneuse* consiste dans l'emploi de douches de coaltar saponiné Le Beuf dans le pharynx :

Coaltar saponiné	1	partie.
Eau	3 à 7	—

Ces douches se font avec un irrigateur ou une seringue, toutes les deux heures, jour et nuit, ou toutes les heures, selon la gravité du mal. « Depuis dix ans, dit le Dr Bouchut, je n'emploie pas d'autres moyens à l'hôpital : l'enfant ouvre la bouche, en s'inclinant, avec une cuvette sous le menton, et le liquide, injecté avec force, sort, sans jamais pénétrer par les voies aériennes. Ce moyen *vaut mieux* que les injections d'*eau phéniquée* que j'ai employées comparativement (1). »

Contre le *pityriasis* du cuir chevelu et plusieurs autres maladies de la peau (herpès, eczémas, etc.), le traitement au coaltar saponiné est très efficace; le

(1) Voyez *Gazette des hôpitaux*, nos du 2 juin 1874 et du 25 janvier 1876.

Dr Bazin, médecin de l'hôpital Saint-Louis, à Paris, prescrivait, ordinairement, dans ces cas, des lotions ou des compresses de coaltar étendu de 3, 4 ou 6 parties d'eau tiède ou d'eau de son.

Dans la *leucorrhée* (flueurs blanches) et dans un grand nombre d'autres maladies de femmes, les injections et les lotions avec de l'eau additionnée d'une ou deux cuillerées à bouche de coaltar saponiné, par 1/2 litre d'eau, sont très utiles (1).

Le Dr Dupuy, médecin de l'hôpital de Saint-Denis (Seine), fait observer que le coaltar saponiné n'étant pas caustique comme le phénol (acide phénique), on peut sans danger aucun le laisser entre les mains des malades. « Nous estimons, dit-il, qu'il doit former la base, à dose faible, des *injections* dites *hygiéniques* de la femme, car il n'a pas l'odeur infecte de l'acide phénique et en possède les propriétés désinfectantes (2). » Il s'emploie, dans ce cas, à la dose d'une ou deux cuillerées à bouche par litre d'eau.

Pour la *toilette des nourrissons*, le Dr Brochard et le Dr Caradec recommandent un lavage général, fait chaque matin, avec de l'eau additionnée d'une cuillerée à café de coaltar saponiné, pour raffermir et assainir la peau de ces petits êtres, si prompte à s'irriter et à s'excorier.

Comme *dentifrice*, contre les ulcères des gencives, il jouit d'une efficacité toute spéciale pour purifier l'haleine, détruire les microbes et raffermir les dents déchaussées. Il constitue le dentifrice le plus hygiénique et le plus économique dont on puisse faire usage.

(1) Professeur A. Courty, de Montpellier, *Traité pratique des maladies de l'utérus et de ses annexes*. — Siredey, médecin des hôpitaux de Paris, *Journal de Médecine et de Chirurgie pratiques*, 1874. — Dr Le Blond, *Annales de Gynécologie*, 1875.

(2) *Gazette obstétricale*, n° du 20 septembre 1879, p. 286.

COCA

Propriétés. — Analgésie locale, favorise la désassimilation.

Indications. — Gastralgies, anorexie, neurasthénie.

Vin antidiabétique Rabot.

Composition. — Le vin antidiabétique bromophosphaté est à base de coca, quinquina et kola.

Indications thérapeutiques. — Le diabète est une maladie consomptive caractérisée généralement : 1° par une augmentation de la sécrétion urinaire ; 2° par une soif exagérée ; 3° par la présence d'une matière sucrée en plus ou moins grande quantité dans les urines.

Le plus souvent ces symptômes caractéristiques sont suivis d'un amaigrissement progressif plus ou moins lent, accompagné d'une faiblesse générale musculaire et d'une sorte d'affaissement nerveux, malgré le maintien d'un appétit normal.

Mais le diabète est essentiellement caractérisé par les résultats de l'analyse des urines qui contiennent du sucre en proportion plus ou moins considérable.

Les causes de la maladie peuvent varier, ne pas être très facilement appréciables, mais les résultats donnés par l'analyse ne varient que d'intensité.

Ils révèlent souvent de tels troubles fonctionnels que leur gravité frappe l'entourage des malades.

Leur étude appartient exclusivement au diagnostic de la maladie ; nous devons faire ressortir la nécessité de lutter contre la marche lente de cette consomption qui est le résultat du diabète, en relevant les forces et en rétablissant les fonctions normales de tout l'organisme.

Le vin antidiabétique est un tonique reconstituant, sous l'influence duquel les fonctions d'assimilation, entravées dans le diabète, reprennent leur activité normale.

De nombreuses analyses ont permis d'en constater les excellents effets, quelles que soient les causes de la maladie.

Doses et mode d'emploi. — Un verre à madère avant le déjeuner et le dîner ou au moins avant le principal repas.

Solution du Dr Watelet.

Doses. — Une cuillerée à bouche pour les *adultes*, une cuillerée à café pour les *enfants* donnent un verre de vin de quinquina.

Thé Mariani.

Composition. — Extrait liquide et concentré de coca.

Indications spéciales. — Diabète, gastralgies, laryngites.

Doses. — 2 à 3 cuillerées à café par jour. Il se prend pur ou mêlé à l'eau chaude ou froide.

Vin Auguet.

Composition. — Coca, quina, écorces d'oranges amères et vin d'Espagne.

Doses. — Deux verres à liqueur par jour.

Vin Chevrier.

Composition. — A base de coca.

Indications spéciales. — Appauvrissement du sang, convalescence.

Vin Delanoe.

Composition. — A base de coca, quinquina et cacao.

Doses. — 2 à 3 verres à madère par jour.

Vin de Fièvet.

Composition. — Coca, phosphate de chaux.
Doses. — 1 verre à madère après les 2 repas.

Vin Mariani.

Composition. — Préparé avec des feuilles fraîches de coca.
Indications spéciales. — Affections des voies respiratoires et digestives ; convalescence.
Doses. — Un verre à madère après les repas.

Vin Moisan.

Composition. — Coca, noix de kola ; le mélange est salicylé à 1 pour 1000.

COCAÏNE

Propriétés. — Anesthésique, analgésique.
Indications. — Anesthésie locale, anesthésie des muqueuses digestives.

Antigastralgique Winckler.

Composition. — 20 grammes renferment :

Cocaïne	0 gr. 01
Narcéine	0 — 01
Pepsine extractive	0 — 10

Indications spéciales. — Gastralgies, dyspepsies, vomissements de la tuberculose et de la grossesse.
Doses et mode d'emploi. — *Solution.* — 1 ou 2 cuillerées à bouche, avant les repas ou au début des crises.
Pilules. — 1 ou 2 pilules avant les repas.

Chlorodiastine du Dr Malay.

Composition. — Cocaïne, eau chloroformée, pepsine, diastase.

Indications spéciales. — Maladies d'estomac.

Cocaïne Midy.

Composition. — Tablettes contenant :

Chlorhydrate de cocaïne	2 milligr.
Biborate de soude	5 centigr.
Chlorate de potasse	5 —

Indications spéciales. — Affections de la gorge et du larynx.

Doses. — *Adultes :* 10 à 12 pastilles par jour ; *enfants :* 4 à 8.

Euploïne.

Composition. — Solution citro-chlorhydro-cocaïnée-chloroformique.

Indications spéciales. — Mal de mer.

Doses. — Une cuillerée à bouche d'heure en heure.

Gargarisme sec du Dr Williams.

Composition. — Ce produit, sous forme de pastilles, est composé de :

Extrait de suc de mûres	0 gr. 10
Extrait de roses	0 — 10
Chlorhydrate de cocaïne	0 — 001
Borate de soude	0 — 05
Sucre	Q. S.

Indications spéciales. — Inflammations de la bouche, de la gorge, des amygdales.

Mode d'emploi et doses. — Le malade doit sucer de ces pastilles, très fréquemment, 8 à 10 fois par jour.

Liqueur de Lesson.

Composition. — Élixir chloro-cocaïné. Une cuillerée contient :

Cocaïne	2 centigr.
Acide chlorhydrique	II gouttes.

Indications spéciales. — Hypochlorhydrie.

Doses. — 1 verre à liqueur après les repas.

Pastilles Acard.

Composition. — Chaque pastille contient :

Cocaïne	2 milligr.
Chlorate de potasse	20 centigr.
Borax	20 milligr.

On édulcore avec 1 milligramme de saccharine et de vanilline.

Indications spéciales. — Affections de la gorge ou de la muqueuse buccale.

Doses. — 2 à 3 pastilles par jour.

Pastilles de cocaïne Bruneau.

Composition. — Chaque pastille contient :

Chlorhydrate de cocaïne	0 gr. 002
Alcoolature de racines d'aconit	1 goutte
Biborate de soude	0 gr. 50

Doses et mode d'emploi. — Dans les cas aigus d'enrouement ou de laryngite, prescrire 10 à 12 pastilles par jour. On peut employer ces pastilles pour améliorer l'état de la gorge, à la dose de 3 ou 4 pastilles.

Pastilles Houdé.

Composition. — Chaque pastille contient 3 milligrammes de chlorhydrate de cocaïne.

Indications spéciales. — Affections de la bouche, de la gorge et du larynx.

Doses et mode d'emploi. — Laisser fondre dans la bouche 8 à 12 pastilles par jour.

Pastilles Paulet.

Composition. — Dosées à 1 milligramme de chlorhydrate de cocaïne et une goutte d'alcoolature d'aconit par pastille.

Sirop de dentition Houdé.

Composition. — A base de cocaïne, titrée à 2 p. 100.

Indications spéciales. — Dentition difficile chez les enfants.

CODÉINE

Propriétés. — Légèrement soporifique et analgésique.

Indications. — Toux.

Sirop et Pâte Berthé.

Composition. — Ces préparations sont à base de codéine et d'essence de laurier-cerise. Le sirop contient 15 milligrammes de codéine cristallisée pure, par cuillerée à bouche, et la pâte un demi-milligramme de codéine par morceau de pâte. En raison de ce dosage modéré, adopté par M. Berthé à la suite d'expérimentations rigoureuses, le sirop et la pâte Berthé peuvent être employés par les médecins, avec une entière sécurité, dans la médecine des femmes et des enfants.

Indications. — Le sirop et la pâte Berthé sont employés dans tous les cas où il s'agit de calmer une douleur légère ou des souffrances indéterminées mais persistantes, une excitation nerveuse, etc. Contre l'insomnie dans le jeune âge, le sirop Berthé possède une efficacité absolue ; il n'est pas moins actif dans la plupart des cas d'insomnie, surtout fréquents chez les femmes, dus à une surexcitation du système nerveux, à l'anémie, etc.

Contre les rhumes, les bronchites et la toux, les préparations de Berthé sont aussi chaque jour de plus en plus employées, car non seulement elles calment les phénomènes inflammatoires, mais elles font disparaître très rapidement ces sensations de chatouillement si désagréables qui provoquent les quintes de toux, et elles procurent en outre un sommeil paisible.

Enfin, suivant la pratique d'Aran, le sirop Berthé est un calmant précieux dans toutes les affections douloureuses de l'estomac et de l'utérus.

Doses et mode d'emploi. — Le sirop Berthé s'administre de la manière suivante : 1° *enfants au-dessous de trois ans*, plusieurs cuillerées à café par jour d'une potion préparée dans la famille avec une cuillerée à café de sirop Berthé et deux cuillerées à bouche d'eau; 2° *enfants de trois à sept ans*, une à trois cuillerées à café de sirop Berthé; 3° *de sept à quatorze ans*, une à 5 cuillerées à café de sirop; 4° *au-dessus de quatorze ans*, trois à douze cuillerées à café ou une à quatre cuillerées à bouche de sirop Berthé.

Pour la pâte Berthé, on en prescrit autant de morceaux par jour que l'*enfant* a d'années; la dose habituelle pour les *adultes* varie de 8 à 16 ou 20 morceaux par jour.

Sirop et Pâte Clin.

Composition. — Contient de la codéine cristallisée ($0^{gr},025$ par 30 grammes).

Indications spéciales. — Bronchite, grippe, insomnie nerveuse.

Doses. — *Sirop.* — De une cuillerée à café à deux cuillerées à bouche par jour.

Pâte. — 3 à 4 morceaux par jour.

Sirop Mireille.

Composition. — Bromhydrate de codéine, terpine, benzoate de soude, aconit.

Sirop Zed.

Composition. — Codéine et baume de Tolu.

Indications spéciales. — Toux nerveuse des phtisiques, rhumes.

Codéine Knoll.

Doses. — Par prises de 3 à 4 centigr., de 3 à 5 fois par jour.

COLCHIQUE

Propriétés. — Diurétique, paralyse les nerfs sensitifs seuls.

Indications. — Goutte aiguë, rhumatisme chronique.

Vin anti-goutteux d'Anduran.

Composition. — A base de colchique.

Indications spéciales. — Dans la *goutte*, le vin d'Anduran agit comme purgatif, sudorifique et diurétique ; il modifie considérablement l'urine des goutteux, en entraînant une grande quantité d'acide urique.

Doses et mode d'emploi. — Aussitôt que les premiers symptômes de goutte ou de rhumatisme articulaire se manifestent, le malade prendra pendant trois jours consécutifs une cuillerée à café de vin anti-goutteux, dans une tasse d'infusion aromatique, telle que thé, tilleul ou menthe, au gré du malade ; *on ne doit prendre ce médicament qu'à jeun ou trois heures après avoir mangé.*

Si, *après 3 jours de traitement*, le malade ne va pas 3 ou 4 fois à la selle par jour, *il augmente la dose* d'une seconde cuillerée à café, qu'il prend au milieu de la journée.

Lorsqu'après avoir, *pendant 3 jours*, pris cette dose de *2 cuillerées par jour*, le malade n'obtient pas l'effet attendu, c'est-à-dire 3 à 4 selles par jour, *il augmentera encore* d'une cuillerée à café, de manière à en prendre 3 cuillerées à café, une le matin, une l'après-midi et l'autre le soir, mais sans *dépasser cette dose*, après quoi il se repose pendant 3 jours pleins pour recommencer comme précédemment.

Si, avec 1 ou 2 cuillerées par jour, le malade obtenait l'effet laxatif désiré, il se reposerait 2 jours avant de recommencer, et il continuerait ensuite le vin d'Anduran jusqu'à ce que les douleurs aient disparu.

Souvent cet effet purgatif ne se produit pas; mais les douleurs ne s'en dissipent pas moins avec rapidité, ce qui est le but désiré; il n'y a plus lieu d'insister sur l'effet purgatif.

Dragées Saint-André.

Composition. — Une dragée contient :

Colchicine pure		1/10 de milligr.
Carbonate de lithine	} ãã P. E.	
Benzoate de lithine		
Salicylate de lithine		
Excipient		Q. S.

Granules de colchicine Houdé.

Composition. — Chaque granule contient 1 milligramme de colchicine cristallisée.

Doses et mode d'emploi. — 1° *Cas préventif :* 3 granules à une heure d'intervalle le premier jour; 2, le deuxième jour; 1, le troisième.

2° *Goutte déclarée :* 4 granules à un quart d'heure d'intervalle le premier jour; 3, le deuxième; 2, le troisième; 1, le quatrième. — Attendre 6 à 8 jours.

COLCHIQUE

Pilules Lartigue antigoutteuses.

Composition. — Ces pilules constituent le médicament spécial le plus ancien de tous ceux qu'on emploie aujourd'hui contre la goutte.

Elles sont préparées avec de l'extrait de colchique *titré*, débarrassé, par un procédé spécial, des principes irritants du colchique. Chaque pilule contient 0,05 d'extrait de colchique titré et de petites doses d'extrait de digitale et de sulfate de quinine. Ces pilules sont dorées.

Indications spéciales. — On les prescrit aussi bien contre la goutte aiguë et chronique que contre toutes les formes larvées de cette affection.

Doses et mode d'emploi. — Pour guérir un accès, il faut faire prendre 2 à 6 pilules en deux fois, en un jour, avant les repas.

Pour prévenir le retour des accès, on prescrit une pilule par semaine pendant une année, et on y fait joindre l'emploi de la poudre Lartigue à base de lithine.

Capsules de colchi-sal.

Composition. — Colchicine et méthylsalicylate. 1/4 de milligr. de colchicine dans 20 centigr. d'essence de betula ou salicylate de méthyle pur correspondent à 25 centigr. de salicylate de soude pur.

Doses. — 8 à 12 capsules par jour, 2 à la fois.

Teinture de Cocheux.

Composition. — A base de colchicine.

Doses et mode d'emploi. — Une cuillerée à café dans un peu d'eau sucrée, le matin.

COLOMBO

Propriétés. — Amer, laxatif à haute dose.

Indications. — Dyspepsies.

Élixir toni-radical de Blottière.

Composition. — Préparé avec du vin de Madère et du colombo.

Doses. — 1 cuillerée à soupe avant les repas.

Vin Houssaye.

Composition. — Colombo, quassia, centaurée, phosphate de soude.

Doses. — 1 à 2 cuillerées à soupe avant les repas.

Vin tonique Lepère.

Composition. — Colombo, quassia, coca, kola.

Doses. — 3 à 4 petits verres par jour.

COLOQUINTE

Propriétés. — Purgatif drastique, laxatif, dépuratif, constipation.

Indications. — Hydropisies, ascite, constipation.

Liqueur du Dr Laville.

Composition. — Elixir vineux de coloquinte, d'*hermodactylus*, *convallaria*, *gentiana*, *scilla*, *fraxinus*.

Indications spéciales. — Accès de goutte franche. Névralgies goutteuses, goutte rénale aiguë, asthme goutteux, congestion cérébrale.

Doses et mode d'emploi. — *Liqueur*. — Elle se prend à jeun, deux heures avant ou quatre heures après les repas, à la dose de 1 à 3 cuillerées à café dans les vingt-quatre heures, suivant la violence de l'accès et le résultat obtenu par les premières doses. Souvent des demi-cuillerées suffisent.

Pilules. — Composées d'extrait d'alkékenge, de feuilles de frêne, de convallaria, elles ont pour but de modifier la constitution goutteuse et de s'opposer aux récidives. Elles se prennent dans l'intervalle des accès, et, dans la goutte chronique, à la dose de 4 à 10 par jour, aux repas.

Pilules des armes Suisses.

Composition. — A base de coloquinte.

Doses. — 2 à 4 pilules pour les *adultes:* 1 à 2 pour les *enfants*. Se prennent en mangeant ou le soir en se couchant.

CONDURANGO

Propriétés. — Stomachique, anesthésique, gastrique.

Extrait fluide de Wuhrlin.

Composition. — A base de condurango.

Doses. — X à XX gouttes dans un demi-verre d'eau, une heure avant le repas.

CONVALLARIA MAÏALIS

Propriétés. — Action cardiaque, diurétique.

Indications. — Maladies du cœur, palpitations, rétrécissement mitral, dilatations du cœur.

Sirop et pilules Langlebert.

Composition. — A base de *Convallaria maïalis.*

Doses et mode d'emploi. — *Sirop*, 2 à 3 cuillerées par jour. — *Pilules*, 6 pilules par jour. — Une élimination rapide permet d'en continuer l'usage, sans crainte d'intoxication.

CONVOLVULUS

Propriétés. — Purgatif.

Indications. — Hydropisies d'origine cardiaque, constipation.

Contre-Indications. — Etat inflammatoire de l'intestin.

Liseronine du Dr Davysonn.

Composition. — Cette préparation répond à la formule :

Extrait de convolvulus....................	0 gr. 20
Citrolactate de soude et de lithine..........	0 — 10
Véhicule..........................	1 cuillerée à soupe

Indications spéciales. — Goutte, gravelle et rhumatismes goutteux.

Doses et mode d'emploi. — 1° *Dans l'accès aigu de goutte*, prendre trois cuillerées à bouche le matin, à jeun, dans une infusion de feuilles de frêne ou de tilleul ; le lendemain, prendre encore deux cuillerées de la même façon.

2° *L'accès aigu étant calmé*, prendre une ou deux fois par semaine une cuillerée de Liseronine le matin à jeun, toujours dans une tisane de feuilles de frêne ou de tilleul.

COPAHU

Indications. — Blennorragie, catarrhes pulmonaires.

Capsules Raquin.

Composition. — Les capsules Raquin sont des pilules recouvertes d'une enveloppe de gluten. Cette invention a valu à M. Raquin un rapport approbatif, très élogieux, de l'Académie de médecine. Les principaux avantages de la capsule glutineuse de Raquin résident dans les deux faits suivants : 1° l'enveloppe de gluten masque complètement la saveur et l'odeur des médicaments ; 2° grâce à son insolubilité dans le suc gastrique, l'enveloppe de gluten reste intacte dans l'estomac et prévient ainsi le contact des médicaments avec la muqueuse stomacale.

Ces avantages ont été constatés de la façon la plus précise dans le rapport de l'Académie.

Le Dr Fumouze-Albespeyres (1) a démontré par des expériences physiologiques le processus de la digestion des capsules Raquin; il a fait voir, par des expériences *in vitro*, que la capsule ne se dissolvait que dans l'intestin grêle, à la faveur des sucs alcalins de cette portion du tube digestif.

Indications. — Les indications de l'emploi des capsules Raquin ne sont autres que celles des médicaments présentés sous cette forme. On peut dire d'une manière générale qu'il y a un avantage considérable pour les malades à leur administrer, sous forme de capsules Raquin, tous les médicaments comportant ce mode d'enrobage, car c'est le seul moyen d'éviter les phénomènes d'irritation de l'estomac, inévitables à la suite de l'administration des médicaments sous forme de pilules ou sous forme de capsules à enveloppe soluble dans l'estomac.

Doses et mode d'emploi. — Les principales capsules Raquin sont préparées aux médicaments suivants : copahivate de soude, copahu, copahu-sous-nitrate de bismuth, copahu-extrait de cubèbe, copahu-cubèbe-ratanhia, copahu-cubèbe-ratanhia-fer, copahu-fer, copahu-goudron, copahu-extrait de matico, copahu-essence de santal, cubèbe, goudron, ichtyol, naphtol, salol, salol copahivaté, salol-santal, essence de santal, térébenthine au citron, bichlorure d'hydrargyre (0,01), protoiodure d'hydrargyre (0,05).

Les capsules Raquin hydrargyriques s'administrent

(1) Fumouze. *De l'enrobage des substances médicamenteuses par le gluten.*

à la dose de 1 à 3 par jour; les autres à la dose de 3 à 15 par jour, autant que possible au moment des repas.

Capsules Vée.

Composition. — Chaque capsule contient 3 à 5 décigrammes de baume de copahu.

Doses. — 4 à 20 grammes par jour qu'il faut fractionner en 6 à 8 prises, à intervalles égaux.

Copahidia Mazeron.

Composition. — Cachets comprimés, dosés à 1 gr. de copahu.

Doses. — 2 cachets le matin, 2 à midi, 2 le soir, en mangeant.

Injection Brou.

Composition. — Préparée suivant la formule de l'hôpital du Midi.

Indications spéciales. — Leucorrhée, pertes blanches.

Doses et mode d'emploi. — Employer l'injection de Brou dès que l'écoulement commence; les premières injections ne doivent représenter qu'une demi-seringue.

CRÉOSOTE DE HÊTRE

Propriétés. — Antiémétique, antiexpectorant, astringent, parasiticide.

Indications. — Phtisie pulmonaire, tuberculose laryngée, péritonite tuberculeuse.

Contre-indications.—Formes congestives de la phtisie, lésions rénales accentuées.

Émulsion Marchais à la créosote de hêtre, tolu, glycérophosphate de chaux.

COMPOSITION. — Chaque cuillerée à café contient :

Créosote de hêtre..	0 gr. 10
Baume de Tolu.......................	0 — 20
Glycérophosphate de chaux...........	0 — 20

INDICATIONS THÉRAPEUTIQUES. — L'émulsion Marchais est le traitement le plus rationnel de la phtisie, des bronchites et pneumonies chroniques, des toux et crachements rebelles, des catarrhes, de l'asthme humide, des bronchorrées ; ce traitement est tout à la fois balsamique, créosoté, alcoolique et phosphaté, tout en ayant l'avantage d'être complètement inoffensif, car l'émulsion Marchais est la seule préparation renfermant la créosote préparée suivant les règles établies par le professeur Bouchardat, et permettant d'administrer sans danger la créosote (1).

Son action est généralement rapide; après 8 à 15 jours, diminution de la toux et de l'expectoration, retour de l'appétit, diminution puis cessation de la fièvre, relèvement des forces et retour de l'embonpoint. Toutefois le traitement doit être continué *longtemps* pour arriver à des résultats durables, et il sera recommencé chaque fois que la toux reviendra. Il sera bon encore de reprendre le traitement au commencement des premiers froids.

L'émulsion Marchais est rigoureusement dosée, d'une absorption facile, même pour les personnes les plus délicates qui n'ont jamais pu supporter les huiles, capsules ou vins créosotés, et complètement inoffensive sur les muqueuses des bronches ou de l'estomac. L'émulsion Marchais se recommande donc d'une manière toute particulière chaque fois qu'il faut employer

(1) Bouchardat, *Annuaire*, 1888. « N'administrer la créosote qu'à l'état de solution parfaite et de dilution très étendue. »

un traitement créosoté, balsamique, alcoolique et reconstituant.

Doses et mode d'emploi. — *Adultes :* de 3 à 6 cuillerées à café par jour et plus, suivant les cas. — *Enfants :* 1 à 3 cuillerées.

Bien délayer chaque cuillerée dans une tasse de lait, café, tisane, bouillon, tièdes *et bien* sucrés.

En *lavements :* 1 à 2 cuillerées à soupe dans un 1/2 litre d'eau tiède, — 2 ou 3 fois par jour.

En *inhalations :* 2 cuillerées additionnées d'eau chaude, dans un inhalateur.

CRÉOSOTE DE HÊTRE

Capsules Cognet à l'eucalyptol absolu iodoformo-créosoté.

Composition. — La créosote de hêtre contenue dans les *Capsules Cognet* est purifiée par un procédé spécial, elle contient 25 p. 100 de gaïacol — elle n'est pas caustique.

Indications thérapeutiques. — Supérieure au gaïacol, elle est aussi plus active que les gaïacols artificiels. Sa tolérance par l'estomac est parfaite.

Doses et mode d'emploi. — 4 à 6 *Capsules Cognet* par jour, à prendre avant les repas.

Bulles Manya.

Composition. — Chaque bulle contient :

Créosote pure de goudron de hêtre..........	0 gr. 15
Phosphate de chaux précipité.............	0 — 075
Hélénine..............................	0 — 01

Doses et mode d'emploi. — Ce médicament peut être administré à *haute dose, soit 1 à 2 gr. de créosote par jour.*

Prendre 4 à 8 bulles par jour, au milieu des repas.

CRÉOSOTE DE HÊTRE

Capsules Bély.

Insolubles dans l'estomac. — Solubles dans l'intestin seulement.

COMPOSITION. — Ces capsules à *enveloppe de gluten* sont dosées à 0,15 centigr. de créosote de hêtre purifiée et 0,05 centigr. de glycérophosphate de chaux.

INDICATIONS SPÉCIALES. — Tuberculose pulmonaire.

Elles ne donnent jamais ni douleurs, ni renvois, ne fatiguent pas l'estomac.

DOSES. — De 4 à 8 par jour (au milieu des repas).

Bulles de Cornu.

COMPOSITION. — Chaque bulle contient 15 centigrammes de créosote assimilable.

DOSES. — 1 à 2 par jour.

Capsules Berthé.

COMPOSITION.—Chaque capsule contient 2 centigrammes et demi de créosote.

DOSES. — 10 à 12 capsules par jour.

Capsules Friant.

COMPOSITION. — Créosotal bromoformé et enveloppe de gluten.

DOSES. — 6 à 10 capsules par jour.

Cachets Hérisé.

COMPOSITION. — Tannate de créosote iodoformée et glycérophosphates.

Cachets Gabriot.

COMPOSITION.—Dosés à 20 centigrammes de créosote.

DOSES. — 10 capsules par jour.

CRÉOSOTE DE HÊTRE

Gouttes Livoniennes de Trouette-Perret.

COMPOSITION. — Chaque capsule contient :

Goudron de Norwège....................	75 milligr.
Créosote de hêtre........................	5 cent.
Baume de Tolu..........................	75 milligr.

La créosote, bien émulsionnée dans le goudron au moyen de baume de Tolu, est supportée facilement, sans jamais fatiguer l'estomac.

INDICATIONS. — Toux, rhume, bronchite, tuberculose, affections des voies respiratoires.

DOSES. — De 2 à 4 capsules, aux repas, en mangeant.

Capsules Bourgeaud.

COMPOSITION. — Créosote et huile de foie de morue.

Capsules du Dr Chassin.

COMPOSITION. — Créosote de hêtre, iodoforme, pepsine.

DOSES. — 4 à 6 capsules par jour aux repas, pour les *adultes ;* 2 à 3, pour les *enfants*.

Capsules Dartois.

COMPOSITION. — Chaque capsule contient 5 centigrammes de créosote de hêtre, dissoute dans 20 centigrammes d'huile de foie de morue.

DOSES ET MODE D'EMPLOI. — 3 ou 4 capsules à chaque repas, matin et soir, avec une petite tasse de lait ou de tisane.

Capsules Ramel.

COMPOSITION. — Créosote et eucalyptol.

INDICATIONS SPÉCIALES. — Laryngite et bronchite chroniques.

DOSES ET MODE D'EMPLOI. — 5 à 10 capsules dans les 24 heures.

Capsules Sainte-Anne.

COMPOSITION. — Elles contiennent 10 centigrammes de créosote.

Capsules Villar.

COMPOSITION. — Contiennent de la créosote et du sulfaminol, qui est une combinaison définie de soufre et d'acide phénique (thiooxydiphénylamine).

Carbonate de créosote Heyden ou Créosotal.

COMPOSITION. — Sel résultant de la combinaison de l'acide carbonique et de la créosote, à la dose de 92 p. 100 de créosote et de 8 p. 100 d'acide carbonique.

DOSES ET MODE D'EMPLOI. — De 3 à 6 capsules de 25 centigrammes par jour, au moment des repas.

Créosal Dubois.

COMPOSITION. — Préparé avec une créosote de composition constante, neutre, soluble dans la soude étendue. Il contient en outre du tannin. On le trouve en poudre et en solution.

DOSES ET MODE D'EMPLOI. — En *poudre*, on l'administre sous forme de cachets contenant un gramme de médicament par cuillerée à soupe.

En *solution*, on l'administre dissous dans l'eau ou le sirop d'écorces d'oranges amères.

Prescrire 3 cuillerées à soupe de *solution* ou de *poudre* au quinzième, ce qui représente 3 grammes de créosal.

Aux *enfants*, donner une cuillerée à café par année d'âge.

Créosotal Simb.

Composition. — Contient 92 o/o de créosote de hêtre. C'est un carbonate pur de créosote de hêtre.

Variétés. — Capsules, émulsion, liquide.

Doses. — *Capsules* de 50 centigr., 6 à 8 par jour.

Emulsion au 1/5, 3 à 4 cuillerées à café par jour.

Créosotal Simb liquide, 1 à 2 cuillerées à café par jour.

Créosote Alpha.

Composition. — Préparée en mélangeant les éléments normaux des créosotes de bois : elle est titrée à 25 p. 100.

Mode d'emploi. — En solution huileuse, pour injections sous-cutanées.

Créosote Néris

Doses et mode d'emploi. — En granules, se prenant au moment des repas ; une cuillerée à café de granules dans une demi-tasse d'eau sucrée ou de lait.

Elixir Sainte-Anne.

Composition. — Il contient 15 centigrammes par cuillerée à soupe.

Doses. — Deux cuillerées par jour.

Glycérine créosotée de Catillon.

Composition. — 20 centigrammes de créosote par cuillerée.

Doses. — Une cuillerée à bouche.

Huile de Berthé.

Composition. — Huile de foie de morue additionnée de 5 centigrammes de créosote de hêtre par grande cuillerée.

Doses. — 2 à 4 grandes cuillerées par jour.

Huile Sainte-Anne.

Mode d'emploi. — Pour injections hypodermiques.

Perles de Clertan.

Composition. — Créosote *alpha* synthétique titrée, préparée en mélangeant en proportions invariables les éléments normaux et absolument purs des créosotes de bois. Chaque perle contient 5 centigrammes de créosote.

Doses. — Donner 2 à 4 perles par jour.

Pilules créosotées Catillon.

Composition. — Créosote, quinquina, phosphate de chaux.

Pilules Hanotel.

Composition. — Elles contiennent :

Créosote de hêtre........................	5 centig.
Baume de Tolu...........................	5 —
Poudre de réglisse........................	10 —

Doses et mode d'emploi. — Dans les bronchites chroniques, 4 à 6 par jour, de préférence 2 à chacun des repas.

Pilules Nivernaises.

Composition. — Chaque pilule contient :

Créosote de hêtre........................	5 centigr.
Arséniate de soude........................	1 milligr.
Iodoforme................................	1 centigr.

DOSES. — 2 à 4 pilules.

Sirop Famel.

COMPOSITION. — Lacto-créosote soluble, phosphates, cocaïne, aconit.

Sirop de Vacheron.

COMPOSITION. — Titré à 15 centigrammes.
DOSES. — Deux cuillerées par jour.

Vin Castinel.

COMPOSITION. — A base de glycérine, avec addition de créosote triphosphatée et de baume de Tolu.
DOSES. — Un verre à liqueur.

Vin Vauthier-Marcq.

COMPOSITION. — Chaque verre à liqueur représente 2 grammes de créosote.
DOSES ET MODE D'EMPLOI. — *Adultes :* un verre à liqueur; *enfants :* une cuillerée à café, 3 fois par jour, avant les repas.

CRÉSYLOL

PROPRIÉTÉS. — Antiseptique.
INDICATIONS. — Antisepsie en général et désinfection.

Solutol Heyden.

COMPOSITION. — Voici la formule :

Crésylol	60 p. 100
Crésylate de soude	40 p. 100

MODE D'EMPLOI. — S'emploie surtout pour les grosses désinfections (1 litre pour 200 litres d'eau). Ne peut être employé en chirurgie, à cause de son alcalinité.

Solvéol Lacroix.

Composition. — Liquide contenant du crésylol, dissous au moyen du créosotate de soude. La solution forte est à 2 p. cent, la solution faible à 1 p. cent.

Doses et mode d'emploi. — S'emploie dans les opérations chirurgicales, en solution à 5 p. mille.

CRESSON

Propriétés. — Antiscorbutique. D'après A. Chatin, le cresson contient de l'iode, du fer, du soufre, et un principe amer et phosphaté.

Indications. — Lymphatisme, anémie, aménorrhée, scrofule, rachitisme.

Rob Lechaux.

Composition. — Préparé avec les sucs concentrés et iodurés de cresson et de salsepareille rouge, avec l'écorce d'orange, l'iode et le quinquina.

Sirop de Mayaud.

Composition. — Une cuillerée à bouche contient :

Iode	3 centigr.
Phosphate de chaux	25 —

Doses. — *Enfants :* une cuillerée à café; *adultes :* une cuillerée à bouche, matin et soir.

Suc de cresson concentré Maitre.

Doses et mode d'emploi. — 2 cuillerées à soupe par jour chez les *enfants* et 4 cuillerées chez les *adultes*, dans un peu d'eau, soit au réveil, soit au moment des repas.

CUBÈBE

Indications. — Blennorragie, catarrhe vésical.

Capsules E. Delpech.

Composition. — A l'extrait hydro-alcoolique éthéré de cubèbe.

Dragées de cubébine et de copahu Labelonye.

Composition. — La formule est la suivante :

Copahu	500 grammes.
Cubébine	500 —

On agite pendant quatre heures avec 6 jaunes d'œufs; on ajoute Q. S. de poudre de réglisse, jusqu'à consistance convenable. On en fait des bols ovoïdes, que l'on sèche à l'étuve et que l'on met ensuite en dragées.

Dragées de cubébine de Labelonye.

Composition. — Elles contiennent :

Cubébine	250 grammes.
Poudre de réglisse	Q. S.
Mucilage adragant	Q. S.

On en fait des pilules ovoïdes contenant chacune 5 décigrammes de cubébine et on les met en dragées.

CYANURE D'OR

Indications. — Scrofule, phtisie, aménorrhée.

Granules Acard au cyanure d'or.

Composition. — Chaque granule contient 2 milligrammes de cyanure d'or.

Doses. — De 2 à 8 granules par jour.

DATURA (STRAMOINE)

Propriétés. — Narcotique, diminue l'excitabilité des nerfs sensitifs, paralyse les terminaisons nerveuses des fibres lisses.

Indications. — Asthme, coqueluche, chorée, épilepsie.

Poudre Bouillot.

Composition. — Datura purifié et nitré.

Mode d'emploi. — En inhalations.

Sirop de Jannin.

Composition. — Extrait hydro-alcoolique de semences de datura stramonium.

Doses et mode d'emploi. — *Adultes.* — Une cuillerée à soupe par jour, au moment des crises, dans une infusion d'hysope, de préférence.

Enfants. — Une cuillerée à dessert.

DENTIFRICES

Sirop Delabarre.

Composition. — Ce sirop a été préconisé par le Dr Delabarre, médecin dentiste des hôpitaux de Paris.

Il est préparé avec de l'extrait titré de safran et du suc de tamarin, et il n'entre par conséquent dans sa composition ni bromures, ni opium, ni cocaïne.

Indications. — Le Sirop Delabarre s'emploie en frictions sur les gencives, toutes les fois que l'enfant est sur le point de percer des dents et éprouve ce chatouillement particulier, *le prurit de la dentition*, décrit par le Dr Delabarre (1), prurit qui est la cause de tous les accidents de dentition.

(1) Dr Delabarre, *Des accidents de dentition*, 1851.

Sous l'influence de ce sirop, les enfants éprouvent un bien-être remarquable, ils sont calmés rapidement, tous les accidents sympathiques de la dentition disparaissent, et l'éruption des dents se fait sans souffrances.

Doses et mode d'emploi. — Après avoir débouché le flacon, on verse I goutte de sirop sur un doigt, et avec ce doigt humecté de sirop, on exerce une douce friction sur les parties des gencives où se prépare l'éruption des nouvelles dents.

Ces frictions doivent être répétées aussi souvent que cela est nécessaire.

DENTIFRICES

Eau dentifrice antiseptique Cartaz.

Composition. — Naphtol phéniqué combiné aux plantes aromatiques.

Indications. — Détruit les ferments de la bouche, préserve de la carie dentaire et des maux de gorge. Très agréable au goût.

DENTIFRICES

Amédentine et Elixir amédentique Ferrouillat.

Indications. — Hygiène de la bouche et conservation des dents.

Mode d'emploi. — Tremper une brosse à dents dans un mélange d'une cuillerée à café d'*Elixir amédentique* et de deux cuillerées à bouche d'eau ordinaire, la reporter ainsi humectée sur l'*amédentine*, puis se frictionner avec elle les dents et les gencives. Cette opération une fois faite, ou au bout d'une minute environ, on portera à la bouche le mélange d'eau ordinaire et d'*Elixir amédentique* avec lequel on se gargarisera.

Alcoolat dentifrice antiseptique du Dr Langlet.

COMPOSITION. — A base de cresson sauvage.

Dentifrice Auguet.

COMPOSITION. — Elixir antiseptique au salol.

Dentol.

COMPOSITION. — A base d'antiseptiques composés.

Eau de Botot.

COMPOSITION. — Eau balsamique et spiritueuse, contenant :

Anis	30 gr.
Girofle	8 —
Cannelle	8 —
Essence de menthe	1 — 2
Eau-de-vie	875 —

On laisse macérer 8 jours, on filtre et on ajoute :

Teinture d'ambre	4 gr.

Eau de Suez.

VARIÉTÉS. — Il y a trois sortes d'eau de Suez : *fil jaune*, contre la rage de dent ; *fil vert*, contre la carie ; *fil rouge*, eau dentifrice.

Elixir dentifrice de Girard.

COMPOSITION. — Contient les sucs de plantes toniques et aromatiques, du fluo-silicate de soude et du salol.

Élixir des RR. PP. Bénédictins de Soulac.

Composition. — Alcoolat à base de cannelle, girofle, anis, menthe.

Odin Fougerat.

Composition. — Elixir dentifrice mélangé d'éléments aromatiques, tous antiseptiques.

Pâte Evrard.

Composition. — A base de savon médicinal et d'acide salicylique.

Pâte et poudre dentifrice de Girard.

Composition. — Elles sont formées par l'association de divers agents antiseptiques.

Poudre dentifrice de Botot.

Composition. — A base de quinquina.

Savon Vallet.

Composition. — A base de thymol et de menthol.

Dentifrices divers.

Dentifrices du Dr David. — Elixir John Evans. — Elixir Turquety. — Purodentine (pâte dentifrice). — Savon dentifrice Vigier.

DIGITALE ET DIGITALINE

Propriétés. — Tonique du cœur, diurétique.

INDICATIONS. — Maladies du cœur et des vaisseaux aux périodes d'hyposystolie et d'asystolie, néphrites et toutes maladies aiguës, quand le cœur faiblit.

CONTRE-INDICATIONS. — Quand la lésion cardiaque est compensée, quand la tension artérielle est augmentée, quand il y a intolérance des voies digestives.

Digitaline de A. Petit.

COMPOSITION. — Solution au millième de digitaline cristallisée.

Digitaline cristallisée	1 gramme.
Glycérine pure (densité 1.250)	333 cent. cubes.
Eau distillée	147 cent. cubes.

Alcool à 90°, Q. S. pour compléter 1 litre à 15° centigrades.
F. S. A une solution.

DOSES. — X, XX, XXX, XL et même L gouttes représent 1/5, 2/5, 3/5, 4/5, et 1 milligramme de digitaline; 1 centimètre cube pèse 1 gramme et correspond à L gouttes.

Granules de Labelonye.

COMPOSITION. — A base d'extrait hydro-alcoolique.
DOSES ET MODE D'EMPLOI. — 1 à 4 granules par jour.

Granules et Solution d'Homolle et Quevenne.

COMPOSITION. — *Granules :* Chaque granule exactement dosé contient 1 milligramme de digitaline.

Solution : X gouttes de cette solution représentent rigoureusement 1 milligramme de digitaline.

DOSES ET MODE D'EMPLOI. — *Granules :* 1 à 2 dans les vingt-quatre heures.

Solution : Chaque goutte correspond à 1/10 de milligramme ; de I à XX gouttes.

DIGITALE

Pilules diurétiques Couturieux (*dites pilules de Lancereaux*).

Composition. — Leur formule est :

Scille............	ãã 0,05 centigr.
Digitale.........	
Scammonée.......	

Indications spéciales. — Affections du cœur et des reins, urémie.

Doses. — 4 à 8 pilules par jour.

Solution et granules de digitaline Nativelle.

Composition. — *Granules :* Chaque granule renferme *un quart de milligramme* de digitaline cristallisée.

Solution : L gouttes de cette solution représentent un milligramme de digitaline cristallisée.

Doses et mode d'emploi. — *Granules :* un à quatre granules, espacés dans les vingt-quatre heures. — Débuter par un ou deux granules par jour. — En général, cesser au bout de cinq jours.

Solution : de V à L gouttes, progressivement.

Sirop de Johnson.

Composition. — Digitale, pointes d'asperge, scille.

DROSERA

Propriétés. — Antispasmodique.

Indications. — Toux de la coqueluche, de la tuberculose.

Sirop Dumée contre la coqueluche.

Composition. — A base d'alcoolature de *Rosella* ou *Rossolis,* nommé aussi *Drosera rotundifolia L., herbe à la rosée,* de la famille des Droseracées.

Indications spéciales. — La coqueluche est pour les jeunes enfants une affection longue et pernicieuse, qui dure parfois plusieurs mois ; elle fatigue les enfants au point qu'il leur est quelquefois difficile de recouvrer la santé, car une maladie plus grave se greffe sur leur organisme affaibli et les emporte.

Mode d'action.—Le *Sirop Dumée* contre la coqueluche, donné dès le début de la maladie paralyse ses effets funestes et en abrège la durée.

Doses et mode d'emploi. — Pour les *enfants de 5 à 10 ans,* faire prendre 5 à 6 cuillerées à café du sirop; — *au-dessous de cet âge,* commencer par 2 à 3 cuillerées à café par jour.

Granules des Vosges.

Composition. — Un granule contient :

Extrait alcoolique de drosera	5 centigr.
— — d'aconit	1 —
Excipient	Q. S.

Doses. — 1 granule toutes les 2 heures, sans dépasser 10 granules par jour. Ne pas les prescrire aux enfants âgés de moins de 6 ans.

ELIXIR PARÉGORIQUE

Elixir et Gouttes Pausodun.

Composition. — Elixir parégorique éthéré salicylé. Beaucoup plus actives que les parégoriques des diverses pharmacopées, ces deux préparations sont à base de parégorique et d'éther salicylé.

Une cuillerée à café d'Elixir représente XX gouttes de Pausodun.

Indications. — Spéciales contre les coliques, les crampes, la diarrhée; — elles donnent des effets rapides et durables contre la *diarrhée de la Cochinchine.* s'il s'agit de diarrhées cholériformes ou de choléra, on doit recourir à *la Pausodine,* produit plus actif, en suivant toutes les indications de la notice.

Doses et mode d'emploi. — XX gouttes de Pausodun ou 1 cuillerée à café d'élixir dans un 1 ou 2 cuillerées d'eau ou d'une infusion aromatique, d'un seul trait pour les *adultes*, on peut renouveler au bout d'une demi-heure.

EMPLATRES

Emplâtres caoutchoutés Vigier.

COMPOSITION. — Le *sparadrap caoutchouté* simple est préparé en rouleaux et *bandes* de 1, 2, 3, 4, 6, 10 centimètres de large sur 1 ou 5 mètres de long.

Pansements des plaies, ulcères, pour consolider ou confectionner les appareils et les bandages.

VARIÉTÉS D'EMPLATRES CAOUTCHOUTÉS. — Le *sparadrap de Vigo caoutchouté Vigier*, le *thapsia Vigier*.

Le *Taffetas d'Angleterre Vigier* (*marque croix d'azur*), sur tissu préalablement caoutchouté et aseptisé, une fois qu'il est placé, résiste au lavage.

Emplâtre antiphlogistique poreux Ancelin.

INDICATIONS SPÉCIALES. — Bronchites, rhumatismer.

MODE D'EMPLOI. — Il adhère à l'aide de la chaleur de la main, et ne gêne pas les mouvements.

Emplâtre Bascourret.

COMPOSITION. — Caoutchouc de Para purifié, dissout dans du chloroforme, additionné d'oliban, de myrrhe, de vaseline.

INDICATIONS SPÉCIALES. — Névralgies, rhumatismes, bronchites.

Emplâtres Cavaillés.

COMPOSITION. — A base d'oxyde de zinc, d'huile de cade, de salol, etc.

INDICATIONS SPÉCIALES. — Eczéma.

Emplâtre Poreux (*Porous Plasters*).

INDICATIONS SPÉCIALES. — Rhumes, lumbago, etc.

Emplâtre soyeux Houssaye.

Composition. — Acide salicylique, ichtyol, oxyde de zinc, huile de cade.
Indications spéciales. — Dermatoses.

Papier chimique de Fayard et Blayn.

Composition. — Feuilles de papier mousseline, trempées dans de l'emplâtre de Nuremberg fondu; c'est un sparadrap d'oxyde rouge de plomb (Dorvault).
Indications spéciales. — Douleurs, brûlures.

Papier Wlinsi.

Indications spéciales. — Rhumes, bronchites, maladies de la gorge, lumbagos, rhumatismes.

Taffetas Marinier vulnéraire.

Composition. — A base d'arnica.
Indications spéciales. — Coupures, brûlures.
Mode d'emploi. — Adhère au moyen de l'eau.

ERGOT DE SEIGLE ET ERGOTINE

Propriétés. — Hémostatique interne, vaso-constricteur.
Indications. — Métrorragies, épistaxis, hémoptysies surtout bronchiques.
Contre-indications. — Ne jamais l'administrer quand l'utérus contient quelque chose, le fœtus, le placenta, ou des caillots.

Dragées d'ergotine Bonjean.

Composition. — 15 centigrammes d'ergotine par dragée.

Dragées de Grimaud.

Composition. — Chaque dragée contient :

Ergot de seigle	0 gr. 025
Limaille de fer pur porphyrisée	0 — 10

Indications spéciales. — Chlorose, incontinence d'urine.

Doses et mode d'emploi. — 4 à 8 dragées par jour chez l'*adulte*. Contre l'incontinence d'urine, 8 à 14 dragées par jour, chez l'*adulte*.

Elixir du Dr Pelletan.

Composition. — Ergot de seigle et fer.

Ergotine Yvon.

Composition. — Un centimètre cube renferme un gramme d'ergot de seigle.

Mode d'emploi. — Injections hypodermiques.

Granules Bruel.

Composition. — Chaque granule contient 1/4 de milligramme de chlorhydrate d'ergotinine.

Doses. — 2 à 10 granules par 24 heures, en 2 fois.

Solution de Dusart.

Composition. — Elle est privée des principes inactifs et toxiques de l'ergot de seigle.

Doses et mode d'emploi. — En *injections hypodermiques*, elle exerce son action au bout de 4 à 5 minutes.

A l'*intérieur*, XX à L gouttes dans de l'eau sucrée, pour provoquer les contractions de l'utérus.

Pour les *usages obstétricaux*, 1 à 3 grammes en vingt-quatre heures.

Pour les *affections qui ne sont pas liées à la grossesse*, 4 à 8 dragées en vingt-quatre heures.

Sirop d'ergotinine Tanret.

Composition. — Il répond à la formule :

Ergotinine	0 gr. 05
Acide lactique	0 — 10
Sirop de fleurs d'orangers	995 —
Eau distillée	5 —

Soit 1/4 de milligramme d'ergotinine par cuillerée à café.

ERIGERON CANADENSE

Indications. — Choléra, diarrhée des pays chauds, choléra infantile, cholérine et diarrhée tuberculeuse.

Élixir du Dr Laubie.

Composition. — L'Elixir du Dr Laubie est le produit de la macération de l'Erigeron Canadense.

Doses et mode d'emploi. — 1° Comme *préservatif*, une cuillerée à café chaque jour.

2° Comme *traitement*, pour les *enfants*, 2 à 3 cuillerées de l'Elixir étendues de même quantité d'eau sucrée, soit cinq à six cuillerées à café du mélange.

Pour les *adultes*, dans le choléra et les diarrhées, deux à trois cuillerées à soupe, à dessert ou à café, suivant les cas, à dix minutes d'intervalle.

ERYSIMUM

Pastilles Baltiques.

Composition. — A base d'extrait d'erysimum, de glycyrrhizine.

Indications spéciales. — Toux nerveuses, enrouements, granulations du larynx et du pharynx.

Doses. — 20 à 30 pastilles par jour.

ÉTHER

Propriétés. — Anesthésique. Action stimulante sur le cœur et la respiration.

Indications. — Anesthésie chirurgicale locale, adynamie des maladies aiguës, syncope.

Capsules Bruel.

Composition. — A base d'éther amyl-valérianique.

Indications spéciales. — Névralgies, migraines, coliques hépatiques, néphrétiques et utérines.

Capsules d'éther valérianique de Vial.

Composition. — Ether sulfurique et préparation de valériane.

Indications spéciales. — Hystérie, spasmes, suffocations, hoquets.

Doses. — 4 à 6 capsules par jour.

Perles d'éther Clertan.

Composition. — A base d'éther.

Indications spéciales. — Douleurs nerveuses.

Doses et mode d'emploi. — On met une ou plusieurs perles dans la bouche et on les avale, en buvant un peu d'eau.

EUCALYPTUS ET EUCALYPTOL

Propriétés. — Antiseptique, antifermentescible. Diurèse légère, modification des sécrétions bronchiques.

Indications. — Hypersécrétions bronchiques, surtout dans la tuberculose pulmonaire.

Sirop A. Picot.

Composition. — A base d'eucalyptus globulus.

Indications spéciales. — Rhumes, bronchites.

Doses. — *Adultes :* 3 à 4 cuillerées à bouche dans une tasse de lait chaud.

Enfants : 3 à 4 cuillerées à café.

EUCALYPTOL

Capsules Cognet à l'eucalyptol absolu iodoformo-créosoté.

Composition. — Les *Capsules Cognet* contiennent de l'eucalyptol absolu iodoformo-créosoté.

Indications. — Bien acceptées par les malades, bien tolérées par l'estomac, les *Capsules Cognet* donnent, dans la *tuberculose* et les *affections broncho-pulmonaires*, les meilleurs résultats.

Doses et mode d'emploi. — 4 à 6 capsules par jour, avant les repas.

EUCALYPTOL

Eucalyptol injectable de Roussel.

Composition. — La formule est :

Eucalyptol	20
Huile stérilisée	100

Mode d'action. — Sa vapeur se dilate dans les poumons qu'elle remplit, puis elle s'échappe par l'haleine; elle est tonique, contracte les ulcérations vasculaires et cicatrise les plaies; elle diminue les expectorations purulentes.

Indications spéciales. — Antiseptique pulmonaire par excellence, il est tout à fait indiqué dans la phtisie pulmonaire.

Doses et mode d'emploi. — Pratiquer le matin une injection hypodermique d'un gramme de la solution huileuse végétale d'eucalyptol à 20 pour 100; à l'eucalyptol simple, Roussel préfère aujourd'hui l'emploi de *phéneucalyptol*, combinaison de *phénol* et d'*eucalyptol* qui donne des résultats vraiment magnifiques.

On combine généralement les injections d'*eucalyptol* ou de *phéneucalyptol* à des injections hypodermiques d'*arséniate de strychnine* et de *sulfate de spartéine*.

Dragées de Ruizia.

Composition. — Eucalyptus, benjoin, créosote, boldo.

Eucalyptéol Anthoine.

Composition. — Bichlorhydrate cristallisé d'essence d'eucalyptus. Chaque capsule contient 25 centigr. d'eucalyptéol.

Doses. — De 2 à 6 capsules par jour, dans l'intervalle des repas.

Eucalyptine Lebrun.

Composition. — Eucalyptol, gaïacol iodoformé.

Mode d'emploi. — Injections sous-cutanées.

Huile de Pourtal à l'eucalyptol.

Composition. — Ce produit contient :

Huile de foie de morue	1000 gr.
Eucalyptol absolu	10 —

Indications spéciales. — Lymphatisme, scrofule, rachitisme.

Doses et mode d'emploi. — De 1 à 4 cuillerées à chaque repas.

Sirop broncho-tonique de J. Germain.

Composition. — Eucalyptus, coca, polygala.

Indications spéciales. — Rhumes, bronchites, asthme.

Spécialités diverses à base d'eucalyptol

Bonbons antiseptiques Comberousse. — Capsules et Sirop Delpech. — Elixir Voiry.

EUROPHÈNE

Composition. — Iodure d'isobutylorthocrésol ou crésoliolide. Succédané de l'iodoforme.

EVONYMINE

Propriétés. — Purgatif, cholagogue.

Indications. — Constipation.

Pilules d'evonymine Paul Thibault.

Composition. — Chaque pilule contient :

Evonymine brune........................	5 centig.
Extrait de jusquiame	1 —

Indications spéciales. — Maladies du foie, constipation, vomissements.

Doses et mode d'emploi. — Tous les soirs, avant le dernier repas, ou en se couchant, prendre 1 ou 2 pilules.

Pilules du Soir.

Composition. — Evonymine, cascara, podophylline, rhubarbe.

EXALGINE

Propriétés. — Antithermique, analgésique, agit sur le système nerveux et l'appareil respiratoire.

Solution et Comprimés de Blancard à l'exalgine.

Composition. — La *solution*, légèrement alcoolique, inaltérable, d'une saveur agréable, contient 0.20 centigr. d'exalgine par cuillerée à bouche.

Les *comprimés*, légèrement effervescents, facilement dissous, contiennent seulement 0,05 d'exalgine.

Indications. — Parmi les analgésiques employés dans la pratique, un des derniers et des plus puissants, l'*exalgine*, a conquis de suite la faveur des médecins par son action constante, énergique et le précieux avantage de n'avoir aucune saveur.

C'est le spécifique le plus admirable contre la douleur, et les préparations de M. Blancard, solution et comprimés, sont employées avec succès contre les douleurs de toutes origines, *névralgiques*, *musculaires*, *rhumatismales*, dans la dysphagie des tuberculeux, la dysménorrhée, la chorée, etc., avec des résultats qui ont confirmé l'efficacité de cet analgésique.

Doses et mode d'emploi. — La solution peut être prise pure ou dans un peu d'eau, et l'administration doit avoir lieu le matin ou le soir, ou au moment des repas.

La dose est de 1 à 4 cuillerées à soupe dans les vingt-quatre heures.

Les comprimés contenant 0,05 d'exalgine, quatre représentent donc une cuillerée à soupe de la solution et leur faible volume permet l'ingestion avec un peu d'eau simple ou sucrée.

La dose est de 4 à 16 par jour.

Le médecin doit seul approprier la dose du médicament à la maladie et au sujet.

Cachets granulés Pasqual.

Composition. — A base d'exalgine.
Doses. — 10 à 50 centigrammes.

FARINES

Céravène.

Composition. — Pâte alimentaire composée de farines de céréales et principalement d'avoine.

Indications spéciales.— Alimentation des enfants et des convalescents.

Céréalose.

Composition. — Farine alimentaire légèrement maltée diastasée, décoction sèche de céréales.

Indications spéciales. — Alimentation des enfants, des dyspeptiques, des vieillards.

Doses. — 1 cuillerée à soupe dans 5 à 6 de lait. Faire bouillir 5 minutes et sucrer à volonté.

Farine Dutaut.

Indications spéciales. — Alimentation des enfants.

Farine lactée Nestlé.

Composition. — Cet aliment a pour base le lait des vaches suisses.

Indications spéciales. — Enfants au moment du sevrage, convalescents, valétudinaires.

Farine maltée Defresne.

Indications spéciales. — Alimentation des nourrissons. — Cette farine supplée à l'insuffisance du lait maternel; elle prévient le danger que présente le brusque passage de l'élevage au sein à l'alimentation ordinaire.

Farine mexicaine.

Indications spéciales. — Nourriture des enfants.

Farine Morton.

Composition. — A base de gruau d'avoine.

Indications spéciales. — Utile pour l'alimentation des enfants et des convalescents.

Farine Renaux.

Composition. — Farine sucrée et lactée, très riche en albumine et en phosphate de calcium.

Indications spéciales. — Alimentation des enfants.

Farine Vial.

Composition. — A base de malt et de principes phosphatés assimilables.

Indications spéciales. — Supplée à l'insuffisance du lait des nourrices et favorise le sevrage.

Nourricine Jolivet.

Composition. — Farines de malt, d'orge, d'avoine et de froment.

Indications spéciales. — Alimentation des enfants.

Nutritine Déjardin.

Composition. — Farines et fécules aromatisées avec du cacao. La nutritine contient du phosphate bicalcique.

Phosphogyne Feder.

Composition. — Farine lactée phosphatée.

Indications spéciales. — Alimentation des enfants.

Doses. — La moyenne dans le jeune âge est de 2 à 3 tasses par jour.

Racahout Delangrenier.

Indications spéciales. — Alimentation des enfants.

FER

Propriétés. — Tonique, spécifique de l'anémie et de la chlorose, augmente le nombre des hématies, augmente l'hémoglobine.

Indications. — Chlorose et anémie, hypoglobulie, convalescence.

Rhamno-fer Éparvier à base de fer réduit et de Rhamnus purshiana.

Composition. — Dragées roses, préparées au pilulier, contenant chacune :

Fer réduit chimiquement pur..........	10	cent.
Extrait d'absinthe officinale............	8	—
Extrait de Rhamnus purshiana.........	3	—
Poudre de Rhamnus purshiana.........	3	—

Indications spéciales. — Tous les cas où les ferrugineux sont indiqués : *anémie*, *chlorose*, *leucorrhée*, *dysménorrhée*, *convalescences difficiles*, etc. Excite et régularise les fonctions gastro-intestinales. *Ne constipe jamais.*

Doses et mode d'emploi. — Deux dragées par jour; une à chaque repas.

Ferroxyline-Éparvier.

Composition. — Ouate hémostatique, aseptisée par un procédé spécial, analgésique, non caustique, *à base de fer et d'analgésine.*

Indications. — Hémorragies consécutives aux opérations de petite chirurgie : extraction des *polypes nasaux*, des *dents*, *tamponnements* (nasaux, vaginaux), *coupures*, *blessures*. Hémorragie consécutive à l'application des sangsues. Remplace l'amadou, incommode et malpropre.

Capsules de fer logène.

Composition. — Protochlorure de fer à l'état naissant.

Doses. — 2 capsules à chacun des deux repas, dans un peu d'eau.

Dragées de fer Briss.

Composition. — Chaque dragée contient :

Artémisine	0 gr. 001
Quassine cristallisée	0 — 001
Protoxalate de fer	0 — 10

Doses. — 4 dragées par jour, 2 avant chaque repas.

Dragées Carbonel.

Composition. — Perchlorure de fer.

Indications spéciales. — Hémorragies.

Doses. — Par dragée : 0,05 de sel représentant IV gouttes de la liqueur à 30°.

Dragées de Duroziez.

Composition. — Chaque dragée contient 10 centigrammes de protoxalate de fer.

Doses et mode d'emploi. — Une à deux dragées, au début des deux principaux repas.

Dragées Grimaud.

Composition. — Fer et ergot de seigle.

Indications spéciales. — Incontinence nocturne d'urine.

Dragées du Dr Hecquet.

Composition. — Au sesqui-bromure de fer.

Doses. — 2 à 3 dragées à chaque repas.

Dragées Mariani.

Composition. — Malate de fer et manganèse.
Doses. — Deux dragées avant les repas.

Dragées Rabuteau.

Doses. — 4 à 5 dragées par jour.

Élixir et Dragées ferro-ergotés Mannet.

Composition. — Citrate de fer ammoniacal et ergot de seigle. Chaque dragée contient 5 centigrammes d'ergot de seigle et 10 centigrammes de citrate de fer ammoniacal.

Indications spéciales. — Métrite, incontinence d'urine, spermatorrhée, dysménorrhée.

Elixir ferrugineux Farget.

Doses. — Avant chaque repas, prescrire une cuillerée à soupe, pour les *adultes;* une cuillerée à café, pour les *enfants.*

Élixir Godineau.

Doses et mode d'emploi. — *Adultes :* 3 cuillerées à bouche ou 3 petits verres par jour, un quart d'heure avant chaque repas. — *Enfants :* une cuillerée à café, 4 fois par jour.

Élixir Hampton.

Composition. — A base de peptonate de fer, pepsine et diastase, associés à la coca, à la cannelle, aux oranges amères.

Doses et mode d'emploi. — *Adultes:* une cuillerée à soupe,au commencement de chacun des deux repas principaux. *Enfants :* une cuillerée à dessert.

Élixir eusthénique.

Composition. — Fer et ergot de seigle.
Doses. — 1 cuillerée à café après chaque repas.

Élixir Lucas.

Composition. — Fer, viande, cognac.

Élixir de fer Rabuteau.

Doses. — Un verre à liqueur, matin et soir, aux repas.

Fer martial Bodin granulé.

Composition. — Oxyde ferro-manganique soluble et glycérophosphate de soude.

Fer bromopepsique du Dr Marnala.

Doses et mode d'emploi. — 1° *Elixir :* un verre à liqueur pour les *adultes;* une cuillerée à dessert pour les *enfants.*
2° *Dragées :* six par jour pour les *adultes.*

Fer Bravais.

Composition. — Combinaison de fer chimiquement pur et d'oxygène. En gouttes concentrées.
Doses. — *Adultes :* XII à XV gouttes, au moment des repas; aller jusqu'à XX.
Enfants : 1 goutte par année d'âge.
Mode d'emploi. — Dans un peu d'eau ou sur un morceau de sucre.

Fer dialysé Bravais.

Composition. — Oxyde de fer soluble.
Doses et mode d'emploi. — Prescrire de II à XV

gouttes au début, et arriver à XL ou L gouttes; on le prend dans un peu d'eau, de vin ou de café.

Fer Quevenne.

Composition. — Fer réduit par l'hydrogène pur : au contact du suc gastrique, il se dissout, en donnant une combinaison à l'état naissant immédiatement assimilable.

Mode d'emploi. — Le fer Quevenne se prescrit sous trois formes : 1° en *poudre* avec une cuillère-mesure de 0 gr. 10; 2° en *dragées* à 0 gr. 05 ; 3° en *petites pastilles* à 0 gr. 025 de fer et de chocolat. Cette dernière forme s'adresse surtout aux *enfants*.

Doses.— La dose moyenne est de 0 gr. 05 au commencement des repas, soit : une demi-mesure, une dragée ou deux pastilles.

Fer pepto-manganique du Dr Gude.

Composition.— Essence mangano-ferrique peptonisée.

Doses. — *Adultes.* — Une cuillerée à soupe au moment des repas, 2 ou 3 fois par jour, pur ou mélangé avec de l'eau.

Enfants. — 1/2 ou 1/4, selon l'âge.

Glycématine.

Composition. — Préparation organique et martiale, renfermant les éléments histologiques des hématies.

Doses et mode d'emploi. — Se prend soit pure, soit additionnée d'eau ou de lait, à la dose de 2 à 3 cuillerées à café.

Gouttes ferrugineuses Lepère.

Composition. — A base de citro-peptonate de fer pepsique.

Doses et mode d'emploi. — X gouttes, dans un peu d'eau, avant chaque repas.

Granules antimonio-ferreux du Dr Papillaud.

Composition. — Arséniate d'antimoine (0,001 milligr. par granule) et fer.

Doses. — 2 à 8 granules par jour.

Hématogénine.

Composition. — Chaque dragée contient :

Protoxalate de fer pur	0,04
Arséniate de fer	0,003
Extrait alcool. de noix vomique	0,005
Extrait de gentiane	0,04

Doses. — 2 à 6 dragées par jour, au milieu des repas.

Pilules Gally.

Composition. — Fer, manganèse, rhubarbe, quinquina.

Indications spéciales. — Leucorrhée.

Pilules de Moride.

Composition. — Fer réduit, rhubarbe, miel.

Pilules et Vin Pourtal.

Composition. — Ces préparations répondent à la formule :

Tartrate ferrico-potassique	0 gr. 10
Extrait de colombo	0 — 025
Arséniate de fer	0 — 001

Doses et mode d'emploi. — 1° *Pilules* : de 2 à 4 pilules à chaque repas.

2° *Vin* : 2 à 4 cuillerées à chaque repas.

Pilules de protocarbonate de fer Vallet (1).

Composition. — Elles répondent à la formule:

Sulfate ferreux cristal. pur	10 gr.
Carbonate de soude crist	12 —
Miel blanc	3 —
Sucre de lait pulvérisé	3 —
Sucre blanc	Q. S.

Doses. — 2 à 6 pilules par jour.

Pilules Regina.

Indications spéciales. — Chlorose, anémie, menstruation difficile.

Doses et mode d'emploi. — Tous les jours. 2 pilules avant chaque repas.

Poudre ferro-manganique de Burin du Buisson.

Composition. — Fer et manganèse.

Doses et mode d'emploi. — Verser un peu de la poudre dans un verre d'eau pour obtenir une eau ferrugineuse gazeuse, qui se boit au repas, mélangée avec du vin.

Protoxalate de fer Girard.

Doses. — 10 à 12 centigrammes par jour.

Pyro-Fer Giraud.

Doses et mode d'emploi. — Deux verres à liqueur par jour pour les *adultes ;* moitié de cette dose, étendue d'un peu d'eau, pour les *enfants*.

Sirop et Dragées F. Ville.

Composition. — Chaque pilule dragéifiée contient :

(1) Jeannel, *Formulaire officinal et magistral*, 4e édit., Paris, 1886.

Lactate ou iodure de fer et de manganèse.......	0 gr. 05.
Extrait de gentiane........................	ãã 0 — 012 1/2.
Sirop d'écorces d'oranges..................	
Extrait de réglisse anisé....................	0 — 025.

Les sirops contiennent 0,12 1/2 de sels sans extraits.

Doses. — 1° *Dragées :* 4 à 8 par jour, aux repas. 2° *Sirops :* 2 à 3 cuillerées, au milieu ou après les repas.

Sirop ferreux.

Composition. — A base de sesquicitrate de fer.

Sirop ferrugineux du Dr Dusourd.

Doses. — Une à 4 cuillerées à bouche par jour, avant ou après les repas.

Solution de fer dialysé de Lebaigue.

Composition. — Chaque cuillerée à café contient 5 centigrammes d'oxyde de fer.

Doses et mode d'emploi. — 2 à 4 cuillerées à café, au commencement des repas.

Vin Araby.

Composition. — Vin médicamenteux, contenant fer, manganèse, iode, arsenic et lithine.

Doses. — Un verre à bordeaux, à chaque repas, pour les *adultes;* un verre à liqueur, pour les *enfants.*

Vin du Dr Cabanes.

Composition. — Fer, quinquina et lactophosphate de chaux.

Indications spéciales. — Dyspepsie, anémie, amaigrissement.

Doses. — Un petit verre à madère avant le repas.

Vitâ-Salt.

Composition. — Fer, manganèse, potasse, soude, biphosphate de chaux, nervine, magnésie, iode.

Doses. — 10 doses par jour.

Spécialités diverses à base de fer.

Fer dialysé Jeannon. — Fer Jovis. — Hématurine Duvergier. — Liqueur de fer du Dr Garrigou. — Pilules Serrette. — Rob et Pilules hémosthéniques. — Sirop de fer Rabuteau. — Solution martiale concentrée Sauvage.

FLUORURE DE SODIUM

Propriétés. — Antiseptique.

Savon antiseptique au fluorol.

Composition. — A base de fluorure de sodium, au titre de 1 p. 100.

Indications spéciales. — Engelures, érythèmes.

FOIE DE MORUE (EXTRAIT DE)

Indications. — Chlorose, convalescence, lymphatisme.

Dragées, Grains, Vin Meynet.

Composition. — Ces produits renferment les principes actifs du foie de morue, matière glycogène, éléments biliaires, alcaloïdes et cristalloïdes, soude, acide gras, propylamine ou triméthylamine.

Doses et mode d'emploi. — 1° *Dragées* (une dragée équivaut à 2 cuillerées à bouche d'huile de foie de morue). De 2 à 6 dragées et même 8 par jour en deux foie, une heure avant ou deux heures après le repas, ou mieux encore en mangeant.

2° *Grains* (cinq grains équivalent à une cuillerée à bouche d'huile). — Destinés aux *enfants*, faciles à avaler ; on peut au besoin les croquer.

3° *Vin* (une cuillerée remplace une dragée). — Convient aux personnes qui ne peuvent avaler les pilules ; à prendre au commencement des repas, à la dose de 1 à 4 cuillerées par jour.

Elixir Duchamps.

Composition. — Extrait de foie de morue, quina, fer, cacao.

Doses. — 1 verre à liqueur aux repas.

Figadol.

Composition. — Extrait de foie de morue. Une cuillerée ou une capsule représentent 2 cuillerées à soupe d'huile de foie de morue.

Doses. — 1° *Vin.* — 1 cuillerée à soupe par jour.

2° *Capsules.* — 1 capsule par jour.

Vins et Sirops Despinoy.

Composition. — A l'extrait pur de foie de morue.

Doses. — *Adultes :* 2 cuillerées à soupe par jour; *enfants :* 2 à 3 cuillerées à café par jour, selon l'âge.

FORMOL

Propriétés. — Antiseptique et désinfectant.

Formol-Nazine.

Composition. — Le formol ou aldéhyde formique est un antiseptique, le plus puissant dont dispose actuellement l'hygiène, il fait la base de la poudre Formol-Nazine (nom déposé).

Doses. — Cette poudre assure la désinfection complète de la muqueuse du nez et guérit (4 à 5 prises par jour) rapidement le rhume de cerveau ou coryza, l'ozène.

Glutol.

Composition. — Gélatine à base de formol.

Indications spéciales. — Brûlures, blessures.

Mode d'emploi. — Saupoudrer la plaie ou la brûlure.

Pastilles Hélios.

Composition. — Elles contiennent 100 p. 100 d'aldéhyde formique.

Mode d'emploi. — On les brûle dans une lampe à alcool (formolateur) pour désinfecter.

Solution normale de formol Adrian.

Mode d'emploi. — Pour désinfecter une salle ou une chambre de malade avec les objets qu'elle renferme, portes et fenêtres étant fermées, étendre un linge imbibé de la solution normale de formol sur une corde tendue horizontalement : on laisse agir les vapeurs pendant 24 heures ; ménager ensuite un courant d'air pendant 2 ou 3 jours.

Tannoforme.

Composition. — Combinaison de formaldéhyde et d'acide tannique.

Indications spéciales. — Sueurs, ozène, eczéma, intertrigo.

FOUGÈRE MALE

Propriétés. — Anthelmintique.

Indications. — Tænia et bothriocéphale, ankylostome duodénal.

Capsules tænifuges Limousin (Extrait éthéré de fougère mâle et calomel).

Composition. — Ces capsules contiennent 50 centigrammes d'extrait éthéré de *rhizomes frais de fougère mâle* et 5 centigrammes de calomel à la vapeur (Formule du Dr Créquy).

Indications thérapeutiques. — Cette préparation réussit très bien pour déterminer l'expulsion du *Bothriocéphale*, du *Tænia solium* ou *armé* et surtout du *Tænia mediocanellata* ou *inerme;* cette dernière espèce se rencontre fréquemment, depuis quelque temps, chez les enfants et les personnes qui ont fait usage de bœuf cru ou peu cuit.

Les docteurs Constantin Paul, Monod, Demarquay, Pératé, Jaubert, Masson, Liébault, etc., qui ont eu recours à la formule du Dr Créquy, en ont presque toujours obtenu d'excellents résultats.

Doses et mode d'emploi. — La dose conseillée par le Dr Créquy est habituellement de *seize* capsules pour un adulte. On les prend le matin à jeun, de 5 en 5 minutes, avec un peu d'eau. La veille de l'administration du tænifuge, il est bon de ne faire qu'un repas léger le matin et de ne prendre qu'un bol de lait le soir.

Globules de Secretan.

Composition. — Extrait vert éthéré des rhizomes frais de fougère mâle des Vosges.

FOUGÈRE MALE

Tænifuge du Dr Duhourcau (de Cauterets).

Composition. — Ce tænifuge consiste en une très petite portion d'*extrait chloroformo-huileux de fougère mâle des Pyrénées,* enfermé dans douze capsules gélatineuses.

Indications spéciales. — Agissant seul et sans purgatif, promptement et à coup sûr, le *Tænifuge français* est aussi remarquable par la douceur de son action que par la constance de ses effets.

Il ne nécessite aucune préparation préalable, ni précautions particulières.

Supérieur par ses résultats aux autres tænifuges connus, il a fait ses preuves, d'abord entre les mains des médecins de la marine, à Toulon, Cherbourg, Rochefort, etc.., puis dans celles des milliers de praticiens, tant en France que dans ses colonies et à l'étranger.

Aussi le *Tænifuge français du Dr Duhourcau* est-il devenu le tænifuge officiel des Ministères de la marine et des colonies, des hôpitaux de Paris, et de plusieurs autres hôpitaux de la province et de l'étranger.

Et il a obtenu, aux diverses expositions où il a figuré, une série croissante de récompenses les plus élogieuses.

Mode d'emploi. — Les douze capsules qui le composent se prennent le matin à jeun, en dix à douze minutes, avec aussi peu de liquide que possible. Dans les deux heures, leur succès est assuré.

GAÏAC

Propriétés. — Stimulant, diaphorétique, antigoutteux, antirhumatismal.

Pastilles de gaïac boraté Cartaz.

Composition. — A base de gaïac et d'acide borique

INDICATIONS. — Maux de gorge, angines.

Autre Spécialité à base de gaïac.

Pastilles de Mackenzie.

GAÏACOL

PROPRIÉTÉS. — Analgésique, antipyrétique.
INDICATIONS. — Tuberculose pulmonaire, névralgies, orchites.
CONTRE-INDICATIONS. — Phtisiques dont l'état général est grave.

Capsules de Berthé gaïacolées.

COMPOSITION. — 5 centigrammes de gaïacol par capsule.
DOSES. — 5 à 10 capsules par jour.

Capsules Clin au gaïacophosphal.

COMPOSITION. — Phosphite neutre de gaïacol. Chaque capsule contient 20 centigr. de gaïacophosphal.
DOSES. — 4 à 8 par jour aux repas.

Capsules Lanoix.

COMPOSITION.— Chaque capsule contient :

Gaïacol de fer........................	5 centigr.
Glycérophosphate de chaux...........	10 —

INDICATIONS SPÉCIALES. — Maux de gorge, affections des bronches.
DOSES. — 2 à 3 capsules par jour.

Capsules Hémet.

Composition. — Gaïacol, iodoforme, goudron, tolu, jusquiame.

Doses. — 2 capsules à chaque repas.

Capsules et Solution Sérafon.

Composition. — Gaïacol et iodoforme en solution dans l'huile d'olive et la vaseline.

Mode d'emploi. — 1° *Capsules :* chez les enfants.

2° *Solution:* en injections hypodermiques.

Carbonate de gaïacol Vigier.

Composition. — Chaque capsule contient 0 gr. 10.

Doses. — De 2 à 6 capsules par jour.

Duotal.

Composition. — Carbonate de gaïacol.

Élixir Brunot.

Composition. — Gaïacol, tolu, goudron, eau de pin gemmé.

Doses. — 4 cuillerées à bouche par jour.

Gaïacol Mercier.

Composition. — 1° *Capsules antiseptiques.* — Chaque capsule contient :

Gaïacol	5 centigr.
Eucalyptol	5 —
Iodoforme	2 —
Huile de faînes	15 —

2° *Capsules au gaïacol.* — Chaque capsule contient :

Gaïacol	5 centigr.
Huile de faînes	20 —

3° *Injections hypodermiques.* — Chaque centimètre cube contient :

Gaïacol	5 centigr.
Iodoforme	1 —

4° *Solution Mercier.* — Chaque cuillerée à soupe contient ;

Gaïacol	50 centigr.
Chlorhydrophosphate de chaux	10 —

Doses et mode d'emploi. — 1° *Capsules antiseptiques :* 2 à 3 capsules, à chaque repas ; 2° *Capsules au gaïacol :* 3 capsules à chaque repas ; 3° *Solution Mercier :* une cuillerée avant chaque repas.

Gouttes bronchophiles.

Composition. — A base de gaïacol, terpinol, eucalyptol, bromoforme, codéine.

Indications spéciales. — Toux, bronchites, grippe.

Huile de Berthé gaïacolée.

Composition. — 10 centigrammes de gaïacol par cuillerée à bouche.

Neuro-gaïacol.

Composition. — A base de glycérophosphates et de gaïacol.

Doses. — Une cuillerée à café contient :

Gaïacol	15 centigr.
Neurophosphate	10 —

Par cuillerées à café dans de l'eau.

Pastilles Lenègre.

Composition. — Carbonate de gaïacol et glycérophosphate de chaux.

Indications spéciales. — Tuberculose.

Pastilles et Pilules Muthelet.

Composition. — Gaïacol, acide benzoïque, iodoforme.

Doses et mode d'emploi. — 1° *Pastilles :* 5 à 15 pastilles par jour. — 2° *Pilules :* 2 pilules à chaque repas ; augmenter si la maladie ne cède pas.

Perles de gaïacol Clertan.

Composition. — Gaïacol *alpha* cristallisé synthétique. Chaque perle contient 10 centigr. de gaïacol.

Doses. — 2 à 4 perles par jour.

Sirop de gaïacol Vacheron.

Composition. — Titré à 15 centigr. par cuillerée à bouche.

Thiocol Roche.

Composition. — Sel de potasse de l'acide sulfogaïacolique. Il contient 52 o/o de gaïacol.

Il existe à l'état de sirop, solution de thiocol dans un sirop d'oranger, titrée de façon qu'une cuillerée à soupe contient 1 gramme de thiocol, soit 0,82 de gaïacol cristallisé.

Indications spéciales. — Tuberculose pulmonaire.

Doses.—1° *Cachets :* 50 centigr.;prendre 1 à 4 gr. par jour.

2° *Sirop :* 1 à 5 cuillerées à café par jour.

GALÉGA

Mode d'action. — Augmente la quantité et la qualité du lait des nourrices.

Galactogènes Jolivet.

Composition. — Galega et phosphate de chaux.

Doses et mode d'emploi. — 1° *Sirop* : il se prend pur ou délayé dans l'eau;

2° *Sel*, dissous dans de l'eau et du vin, 2 à 4 cuillerées par jour.

GENTIANE

Propriétés. — La gentiane contient un principe amer, qui en est le principe actif.

Remède de Pistoïa du Docteur Pierrhugues.

Composition. — Poudre impalpable de gentiane, aunée, etc., seule formule véritable d'après le Dr Parodi, de Florence.

Indications spéciales. — Arthritisme en général, goutte, névralgie.

Mode d'action. — Ce remède agit sur l'appareil circulatoire et le foie en particulier, il dissout l'excès d'acide urique.

Doses et mode d'emploi. — Deux grammes de la poudre de Pistoïa, avant chacun des deux principaux repas, pendant un ou deux mois, même un an, selon les cas.

GLYCÉRINE

Propriétés. — Assouplit la peau, épargne les graisses de l'organisme, antiputride, augmente la sécrétion biliaire, action laxative.

Indications. — 1° *Usage interne.* — Lithiase biliaire scrofule, diabète, constipation.

2° *Usage externe.* — Dermatoses.

Topiques Chaumel à la glycérine solidifiée.

Composition. — Ces topiques sont préparés avec de la glycérine, solidifiée par la gélatine, à laquelle on peut incorporer tous les médicaments.

Les topiques pour la *cavité vaginale* sont désignés sous le nom d'*ovules Chaumel*, et se présentent sous la forme d'un ovoïde de la grosseur d'un œuf de pigeon.

Les topiques pour la *cavité utérine* sont disposés sous forme de *crayons Chaumel,* dont la longueur est de 6 centimètres.

Pour le *canal de l'urètre,* M. Chaumel prépare les *bougies Chaumel,* d'une longueur de 16 centimètres.

Enfin, les *suppositoires Chaumel* sont les topiques de la *cavité rectale.* Les suppositoires Chaumel pour *enfants* n'ont que le quart du volume de ces mêmes suppositoires pour *adultes.*

Tous ces topiques, préparés dans des conditions d'*asepsie* rigoureuse, se distinguent des autres par leur *fusibilité complète,* la *facilité de leur introduction* et par leurs *propriétés osmotiques et décongestives* résultant du pouvoir hygrométrique considérable de la glycérine.

Ils sont préparés d'avance à tous les médicaments usuels et se préparent, sur ordonnance, à presque tous les médicaments et toutes les formules.

Indications. — Les *ovules* et les *crayons Chaumel* permettent d'introduire dans les cavités vaginale et utérine tous les médicaments topiques devant *agir localement* et tous les médicaments devant *être absorbés* par les muqueuses vaginale et utérine. Ils ont donc leurs indications multiples dans toutes les branches de la gynécologie.

Les *bougies Chaumel* constituent la médication locale la plus parfaite des affections de l'urètre.

Quant aux *suppositoires Chaumel simples* (à la glycérine), ils présentent une efficacité incontestable contre toutes les formes de la constipation. Ces mêmes suppositoires à tel ou tel médicament constituent un mode d'administration fort utile des agents médicamenteux employés comme topiques rectaux ou comme médicaments généraux destinés à être absorbés par la muqueuse rectale.

Doses et mode d'emploi. — Les ovules, les bougies et les suppositoires Chaumel peuvent être employés par les malades sur prescription médicale.

Lorsqu'on prescrit les *ovules Chaumel*, il faut recommander à la malade de se garnir comme à l'époque des règles et de n'appliquer l'ovule qu'après s'être couchée.

Les *bougies Chaumel* s'introduisent très facilement à la condition de les mouiller légèrement dans de l'eau tiède. Il faut recommander aux malades d'introduire la bougie quand ils sont couchés et de la maintenir par un capuchon fixé à un suspensoir.

Les *suppositoires Chaumel* s'introduisent à toute heure, il suffit de les mouiller légèrement, avant l'introduction. S'il s'agit d'un suppositoire médicamenteux, il faut le faire introduire lorsque le malade est couché; souvent même il est nécessaire de débarrasser préalablement l'intestin par l'introduction d'un suppositoire Chaumel simple.

En ce qui concerne les *crayons Chaumel*, il suffit de dire qu'ils s'introduisent, comme les autres crayons, après application du spéculum et à l'aide d'une pince. Leur fusion totale se fait en quelques heures.

Porte-Remèdes Reynal.

Composition. — Le porte-Remèdes Reynal est une injection solide, composée de glycérine solidifiée avec la dose du médicament prescrit. Il fond lentement au contact des muqueuses et permet d'utiliser tous les médicaments, même insolubles.

Variétés. — 1° *Les bougies porte-remèdes Reynal* pour pansements de l'*urètre;*

2° *Les crayons porte-remèdes Reynal* pour pansements de l'*utérus ;*

3° *Les tampons porte-remèdes Reynal* pour pansements du *vagin* et des *ovaires ;*

4° *Les suppositoires porte-remèdes Reynal* pour pansements du *rectum*, de la *prostate* et de la *vessie.*

GLYCÉRINE

Bougies urétrales de Passemard-Vigier.

COMPOSITION. — A base de glycérine pure à 30°. Elles contiennent une quantité appropriée de médicament actif : ichtyol, iodoforme, sulfate de zinc, tannin, etc.

INDICATIONS SPÉCIALES. — Blennorragies et urétrites infectieuses.

MODE D'EMPLOI. — La bougie une fois introduite, on applique un tampon ouaté, maintenu par une pochette caoutchoutée.

Crayons intra-utérins de Passemard-Vigier.

COMPOSITION. — A base de glycérine pure à 30° et à divers médicaments : acide phénique, aristol, chlorure de zinc, créosote, ichtyol, iodoforme, sublimé, tannin, sulfate de cuivre, etc.

INDICATIONS SPÉCIALES. — Pansements intra-utérins antiseptiques.

Glycéricones Kugler.

COMPOSITION. — Suppositoires à la glycérine.

INDICATIONS SPÉCIALES. — Constipation.

Glycovules Tissot.

COMPOSITION. — Glycérine solidifiée à tous médicaments (gallobromol, myrtol, salol, résorcine, iode, ichtyol).

INDICATIONS SPÉCIALES. — Maladies de l'utérus. Pansements gynécologiques, antiseptiques, décongestifs, sédatifs, astringents.

Ovules Gibart.

COMPOSITION. — A base de glycérine ; ils se préparent à tous médicaments.

INDICATIONS SPÉCIALES. — Affections vaginales et utérines.

Ovules Passemard-Vigier.

COMPOSITION. — A base de glycérine pure. La durée de fusion des ovules est de 6 à 8 heures.

INDICATIONS SPÉCIALES. — Pansements vaginaux.

MODE D'EMPLOI. — L'introduction est facilitée par la forme ovalaire; ils sont pourvus à leur extrémité la plus volumineuse d'un bourrelet circulaire (sorte de parachute), facilement saisi par la main et qui les empêche de sortir, une fois introduits.

Péricols Legros.

COMPOSITION. — Les *péricols* sont des discoïdes d'une élasticité parfaite, à base de glycérine belladoiodurée (*pansement Martineau*).

INDICATIONS SPÉCIALES. — Métrites.

Solid-Glycérine Briand.

MODE D'ACTION. — Agit mécaniquement, en raison de sa forme et de sa consistance.

INDICATIONS SPÉCIALES. — Constipation.

Suppositoires Gauthier-Robert.

INDICATIONS SPÉCIALES. — Constipation.

Suppositoires Lucius.

COMPOSITION. — Glycérine et savon dialysé.

INDICATIONS SPÉCIALES. — Constipation.

Suppositoires Passemard-Vigier et Balles rectales.

Composition. — A la glycérine solidifiée.

Indications spéciales. — Pour les enfants.

Suppositoires Pepet.

Indications spéciales. — Constipation, hémorroïdes.

Variétés. — 3 grandeurs selon l'âge.

Vin Langlebert.

Composition. — Glycérine et phosphates.

Doses et mode d'emploi. — On emploie le *vin glycéro-phosphaté de Langlebert*, avant ou après les repas, à la dose d'un verre à liqueur.

GLYCÉROPHOSPHATES

ropriétés. — Ils augmentent la nutrition, principalement celle du système nerveux.

Indications. — Neurasthénie, convalescence des maladies aiguës, rachitisme, chlorose, anémie, dépression nerveuse.

Glycérophosphates Fournier.
Granulés et Sirop Fournier glycérophosphatés.

Composition. — Avec ou sans sucre.

Ils renferment par dose 60 centigrammes de glycérophosphates de chaux, magnésie, potasse et soude, associés ou non avec 5 centigrammes de glycérophosphate de fer. Ils renferment en outre de la pepsine, de la maltine, de la noix vomique et de la noix fraîche de kola et correspondent exactement à la formule publiée par M. le Docteur Albert Robin, médecin de la Pitié (1)

(1) *Traité de thérapeutique appliquée aux maladies de l'appareil digestif et de ses annexes*, p. 262.

Granulés et Sirop Fournier de glycérophosphate de chaux.

Composition. — A 0 gr. 30 et à 0 gr. 60 de glycérophosphates par dose.

Doses et mode d'emploi. — Une demi-cuillerée à café de granulés et une demi-cuillerée à potage de sirop pour les *enfants ;* une cuillerée à café ou une mesure de granulés et une cuillerée à potage de sirop pour les *adultes ;* à administrer dans un peu d'eau ou de vin, de préférence *au milieu* du repas de midi.

On peut renouveler la dose, selon les cas, au milieu du repas du soir.

Solutions Fournier glycérophosphatées.

Composition. — Complètement aseptisées pour injections hypodermiques, et dosées à 25 centigr. de glycérophosphates par dose.

Variétés. — N° 1, glycérophosphate de soude; n° 2, glycérophosphate de chaux, magnésie, potasse et soude; n° 3, glycérophosphate de soude et fer; n° 4, glycérophosphate de soude et chaux.

Ces préparations sont délivrées en flacons de 10 doses ou en boîtes de 10 ampoules de 1 c.c.

Biosine Le Perdriel.

Composition. — Glycérophosphate double de chaux et de fer effervescent.

Biscuits polyphosphatés Thésée.

Doses. — 2 à 3 par jour.

Elixir Saint-Cyr.

Composition. — A base de peptonate de fer et de glycérophosphate de chaux.

Doses et mode d'emploi. — Une cuillerée à soupe avant le repas.

Glycéro Dalloz.

Composition. — Glycérophosphate de chaux granulé; 1 cuillerée contient 30 centigr. de glycérophosphate.

Doses. — 1 à 2 cuillerées à café à chaque repas, dans de l'eau ou du vin.

Glycérophosphates de Bruel.

Composition. — A base de glycérophosphates de soude, de chaux, de magnésie, sous la forme d'élixir, de sirop et de solution injectable.

Doses et mode d'emploi. — 1° *Élixir:* pour les *adultes*, 2 à 4 cuillerées à soupe par jour, une demi-heure avant les repas; pour les *enfants*, 2 à 4 cuillerées à café;

2° *Sirop;* 1 à 2 cuillerées à soupe par jour pour les *adultes;* 2 à 4 cuillerées à café pour les *enfants;*

3° *Solution injectable :* 2 centimètres cubes de solution par injection.

Glycérophosphates de Jacquemaire.

Composition. — A base de chaux, de soude ou de fer.

Mode d'emploi. — Préparations pharmaceutiques présentées chacune sous quatre formes : 1° solution gazeuse; 2° granulé; 3° sirop; 4° solution injectable.

Doses. — Une cuillerée à café à chaque repas.

Glycomorrhuum Faudon.

Composition. — Glycérophosphates et hypophosphites, succédané de l'huile de foie de morue, dont il contient les alcaloïdes; se prend en été comme en hiver.

Doses. — 2 cuillerées à soupe par jour.

Glycomorrhuol créosoté Faudon.

Composition. — Chaque cuillerée contient 0,10 de gaïacol.

Glycophosphates Astier.

Composition. — Une cuillerée à café contie 20 centigr. de glycérophosphates associés de chaux, soude, magnésie, fer, potasse.

Doses. — 2 cuillerées à café par jour.

Glyphosol Petitjean.

Composition. — Cette préparation répond à la formule :

Huile de foie de morue..............	10 gr.
Glycérophosphate de chaux..........	10 centigr.

Granulé Monnier.

Composition. — Carbonate de gaïacol, glycérophosphates.

Doses. — 2 ou 3 cuillerées à café par jour avant les repas.

Neuro-kola.

Mode d'emploi. — Granules, solution, capsules, vin, élixir, ampoules de neuro-phosphate injectable.

Neurophorine Mayniel.

Composition. — Combinaison de glycérophosphate de chaux pur et de caféine théobromée.

Indications spéciales. — Diathèse alcaline.

Mode d'emploi. — Se prend en cachets.

Névrosthénine.

Composition. — Gouttes concentrées de glycérophosphates de soude, potasse, magnésie; XX gouttes représentent 40 centigr. de glycérophosphates.

Indications spéciales. — Neurasthénie, diabète.

Doses. — X gouttes à chaque repas.

Phosphéine Bretonneau.

Composition. — A base de glycérophosphates de fer et de quinine. Une cuillerée à café de granulés représente 15 centigrammes de médicament.

Phospho-glyco-fer Cheynet.

Composition. — Solution concentrée de glycérophosphates de fer et de manganèse.

Doses et mode d'emploi. — XV à XX gouttes, deux fois par jour, aux repas, dans n'importe quelle boisson.

Polyglycérophosphate granulé Freyssinge.

Composition. — Une cuillerée à café contient : 15 centigr. de glycérophosphate de chaux, 5 centigr. de glycérophosphate de soude, 3 centigr. de glycérophosphate de fer, 2 centigr. de glycérophosphate de magnésie.

Sirop de glycérophosphate Vacheron.

Composition. — Gaïacol, glycérophosphates de chaux, de soude et de potasse.

Chaque cuillerée à bouche contient 15 centigr. de gaïacol, 30 de glycérophosphates.

Tablettes Renard.

Composition. — Glycérophosphates et extrait complet de kola fraîche.

Doses. — 6 à 8 tablettes par jour, en 3 ou 4 fois.

Tonique Gonnon aux glycérophosphates.

Doses. — 1 cuillerée à bouche à la fin de chaque repas.

Vin royal Couturieux.

Composition. — Chaque verre renferme 0.30 de glycérophosphates associés à la kola et au quinquina.

Doses. — Un verre à liqueur à chaque repas.

Vin Dupray.

Composition. — Peptone, quina, kola, coca, glycérophosphates de chaux, fer, soude, magnésie.

Doses et mode d'emploi. — 3 verres à madère par jour.

Vin Legendre.

Composition. — Ce vin est composé de :

Glycérophosphate de chaux..........	20 centigr.
Noix de kola......................	50 —
Feuilles de coca..................	50 —

Doses. — 1 verre à bordeaux.

Spécialités diverses à base de glycérophosphates.

Glycérophosphate de chaux effervescent Feder. — Vin Robert.

GLYCÉROPHOSPHATE DE FER

Indications. — Convalescence, anémie, neurasthénie.

Elixir toni-ferrugineux Mutin.

Composition. — Glycérophosphate de fer, kola, coca.

Enazyme Garde.

Composition. — Chaque cachet renferme 0 gr. 20 de glycérophosphate de fer.

Glycéro-kola granulé André.

Composition. — Glycérophosphate de fer et kola.

GLYCÉROPHOSPHATE DE QUININE

Kineurine Moncour.

Composition. — Chaque sphéruline contient 10 centigr. de glycérophosphate de quinine.

Indications. — Fièvres, névralgie. Plus assimilable que les sels de quinine.

Doses. — 6 à 12 sphérulines par jour.

Autre Spécialité à base de glycérophosphate de quinine.

Glycérophosphate de quinine Falières.

GLYCÉROPHOSPHATE DE SOUDE

Mode d'action. — Tonique.

Vin Garde.

Composition. — A base de glycérophosphate de soude ; une cuillerée renferme 0 gr. 20 de glycérophosphate ; elle contient en outre de la kola, de la coca, du quinquina, et du sirop d'écorces d'oranges amères.

GONOCOCCINE

Injection Parat.

Composition. — A base de « gonococcine », sel crist. ; combinaison d'un sel alcalin avec le sublimé.

L'injection Parat est une solution aseptique de gonococcine titrée à 1/7000.

Indications spéciales. — Blennoragie, résultats remarquables dans le traitement de l'urétrite chronique. Spécifique du gonocoque.

Mode d'emploi. — 1° *Urétrite aiguë.* — Injections à canal ouvert, coupées des 2/3, 1/2 d'eau bouillie tiède.

2° *Urétrite chronique.* — Injections de 20 grammes (avec la seringue graduée Parat) coupées de 1/2, 1/3 d'eau bouillie chaude ou pures, selon les cas.

GOUDRON

Propriétés. — Anticatarrhal.

Indications. — 1° *Usage interne.* — Cystite et bronchite.

2° *Usage externe.* — Affections de la peau.

Bonbons Grammont.

Composition. — A base d'extrait de goudron, de sève de pin, d'hysope, de mélisse, d'angélique, de vanille, de tolu.

Capsules et Solution de goudron Guyot.

Composition. — A base de goudron (à 0 gr. 12).

Goudron végétal	25
Carbonate de soude pur	25
Eau distillée	1000

Doses. — 1° *Capsules.* — 2 à 5 capsules.

2° *Solution.* — 2 cuillerées à soupe par litre pour faire de l'eau de goudron.

Capsules néobalsamiques Feder.

Composition. — Chaque capsule répond à la formule :

Goudron de Norwège pur	0 gr.07
Baume de tolu	0 — 07
Gaïacol pur	0 — 025
Terpine	0 — 05

Indications spéciales. — Bronchites, catarrhe.

Goudrol.

Composition. — Esprit de goudron végétal.
Doses. — 2 à 5 cuillerées à bouche par litre d'eau.

Goudron Freyssinge.

Composition. — Liqueur obtenue par concentration de l'eau de goudron du Codex.

Doses et mode d'emploi. — En *boisson*, à la dose de 2 cuillerées par litre (eau de goudron). En *lotions*, *injections*, *pulvérisations*, dans la proportion de 1 partie de goudron pour 2 ou 3 parties d'eau.

Goudron Verne soluble.

Composition. — Contient tous les éléments solubles du goudron.

Indications spéciales. — Catarrhe pulmonaire et gastro-intestinal.

Mode d'emploi. — Dragées, pilules, ou solution.

Orexine.

Composition. — Dérivé du goudron de houille. La composition des cachets est :

Orexine tannique... 30 à 50 centigr. pour 1 cachet.

Indications spéciales. — Gastrite catarrhale, anorexie, hypochlorhydrie.

Doses. — 2 cachets par jour.

Pastilles Géraudel.

Composition. — A base de goudron.

Indications spéciales. — Rhume, bronchite, laryngite.

Doses et mode d'emploi. — Sucer lentement, en

avalant la salive, une seule pastille à la fois. En prendre 6 à 10 par jour, entre les repas.

Pastilles Poncelet.

Composition. — Goudron, ipéca, chlorate de potasse et codéine.

Indications spéciales. — Rhumes, bronchites, coqueluche, maux de gorge.

Pâte pectorale Piclin.

Composition. — Goudron, réglisse, tolu.
Doses. — 2 ou 3 pastilles, 4 fois par jour.

GRINDELIA ROBUSTA

Propriétés. — Balsamique et anticatarrhale, action tonique sur le cœur et la circulation.

Indications. — Toux nerveuse, asthme, bronchite.

Capsules Derbecq.

Doses et mode d'emploi. — 3 capsules, au moment des deux repas principaux.

Cigarettes américaines Leroy.

Composition. — A base de grindelia et de piper cubebis.

HAMAMELIS VIRGINICA

Propriétés. — Vasoconstricteur.
Indications. — Varices, hémorroïdes.

Gouttes concentrées à l'Hamamelis Virginica du docteur Ludlam.

Composition. — Ces gouttes concentrées contiennent

9.

tous les principes actifs (extractifs et volatils) de l'*Hamamelis Virginica* (écorces et feuilles).

Indications spéciales. — C'est un régulateur de la circulation veineuse ; cet hémostatique sera employé utilement contre l'hémoptysie, les congestions utérines, la phlébite, les varices, et par-dessus tout contre les hémorroïdes.

Doses. — XII à XXX gouttes par jour dans un peu d'eau.

Élixir de Virginie.

Composition. — Contient les principes actifs des feuilles et de l'écorce de l'*Hamamelis Virginica* et du *Capsicum Brasiliense :*

Extrait fluide d'Hamamelis	30
Sirop d'écorces d'oranges amères	500
Teinture de vanille	20
Alcool à 80	180
Eau distillée	170

une cuillerée à bouche (15 gr.) renferme 50 centigr. d'hamamelis.

Doses. — Un verre à liqueur, pur ou coupé d'eau, à chaque repas.

Gouttes de Saint-Marc.

Composition. — A base d'œsculine, d'ergot, de jalap, d'hamamelis, de vanilline.

Doses. — 3 à 4 cuillerées à café dans un peu d'eau en 24 heures.

Hamamélidine Logeais.

Composition. — Contient les deux principes actifs de l'*Hamamelis Virginica :* son essence et son tannin.

Mode d'emploi. — XV à XX gouttes, 3 fois par jour, dans un peu d'eau, une demi-heure avant les repas.

Hamameline Roya.

Composition. — Contient le principe actif de l'*Hamamelis Virginica.*

Doses. — 2 à 3 cuillerées à soupe par jour.

Hamamelis Mazza.

Composition. — Extrait obtenu par la distillation de la plante fraîche de l'*Hamamelis Virginica.*

Hamamelis Natton.

Composition. — Chaque cuillerée à café de granulé représente 50 centigr. de plante fraîche.

Doses. — 1 à 6 cuillerées à café dans de l'eau, du vin, du lait, 2 fois par jour.

HÉLÉNINE

Propriétés. — Tonique, diurétique.

Indications. — Atonie des organes digestifs, affections catarrhales, en particulier des voies respiratoires.

Globules du Dr de Korab.

Composition. — A base d'hélénine.

Indications spéciales. — Asthme, catarrhe, grippe.

Doses. — 2 à 4 globules par jour.

Hélénine ferro-ergotinée Delaporte.

Composition. — A base d'hélénine.

Indications spéciales. — Leucorrhée.

Doses et mode d'emploi. — 6 pilules par jour.

Pilules héléniennes de Naud.

Indications spéciales. — Leucorrhée.

Doses. — 2 pilules avant chaque repas.

Pilules lithuranées Basset.

Composition. — A l'hélonin.
Indications spéciales. — Anti-diabétique.
Doses. — 6 pilules par jour.

Sirop du Dr de Korab.

Composition. — A base d'hélénine.
Indications spéciales. — Coqueluche.
Doses. — 4 à 5 cuillerées à café par jour.

Tonique à l'hélénine Beuvrier.

Indications spéciales. — Anémie, dyspepsie, diarrhée chronique, gastralgie.
Doses et mode d'emploi. — Un petit verre avant les deux repas.

HÉMOGLOBINE

Propriétés. — Fixe l'oxygène introduit dans l'organisme par la respiration.
Indications. — Ce sont celles des préparations ferrugineuses en général puisque l'hémoglobine est la combinaison d'une substance albuminoïde et de fer : anémie, chlorose, rachitisme.

Cachets Crinon à l'hémoglobine.

Composition. — A base d'hémoglobine, obtenue en privant les globules sanguins de l'eau qu'ils contiennent.
On associe à l'hémoglobine les phosphates du sang.
Indications spéciales. — Anémie et chlorose.
Doses et mode d'emploi. — 4 à 10 cachets par jour, avant ou après le repas.

Dragées Martinet à l'hémoglobine.

Indications spéciales. — Troubles de la menstruation.

Doses et mode d'emploi. — 4 à 6 dragées par jour, aux repas.

Hématogène du Dr Hommel.

Composition. — Hémoglobine liquide, épurée, stérilisée.

Doses et mode d'emploi. — Une à deux cuillerées à soupe par jour, avant le repas.

Hémazone Delestre.

Composition. — Azote à l'état soluble, fer et soufre y sont combinés à un état moléculaire identique à celui du sang naturel.

Indications spéciales. — Neurasthénie, hémoptysie, albuminurie, diabète, hémorragies.

Doses et mode d'emploi. — 2 à 4 cuillerées à soupe par jour pour les *adultes*, 2 à 4 cuillerées à café pour les *enfants*. On la prend avant le déjeuner et le dîner, mélangée avec un peu d'eau rougie ou de toute autre boisson.

On peut aussi la prendre le matin à jeun, soit pure, soit mélangée à un liquide.

Agiter le flacon au moment de s'en servir.

Hémocristalline Byla.

Composition. — Contient 50 o/o d'hémoglobine.

Hémoglobine de V. Deschiens.

Composition. — Préparée sous la forme de vin, d'élixir, de sirop, de dragées.

Doses et mode d'emploi. — *Élixir :* un verre à liqueur après le repas; *vin :* un verre à madère avant ou après le repas; *sirop :* une cuillerée à soupe avant ou après le repas; *dragées :* de 3 à 6 par jour.

Hémoglobine granulée Dalloz.

Composition. — Une cuillerée contient 50 centigr. d'hémoglobine.

Doses. — 1 à 2 cuillerées à café à chaque repas dans du vin, de l'eau.

Hémoglobine Star.

Composition. — Chaque capsule contient 20 centigr. d'hémoglobine pure.

Doses. — 4 à 6 capsules par jour aux repas.

Hémoglofer Cros.

Composition. — Chaque cuillerée à café contient :

Oxyhémoglobine	30 centigr.
Glycérophosphate	15 —
Glycérofer	15 —

Hémoïodine Delaunay.

Composition. — Hémoglobine pure iodée en gouttes concentrées ; chaque goutte contient :

Hémoglobine cristallisée	0 gr. 025
Iode	0 — 001

Hémorubine soluble du Dr Deslions.

Composition. — A base d'hémoglobine.

Doses. — *Sirop :* un verre à liqueur à la fin des repas.

Dragées : 2 le matin, à midi et le soir.

Myoglobine Maurin.

Composition. — Saccharolé vermiculé à base d'oxyhémoglobine soluble, de glycérophosphate de chaux, de levure de bière.

Indications spéciales. — Neurasthénie, gastro-entérite infantile, maladies de peau.

Sirop Fraisse.

Composition. — Oxyhémoglobine, glycérophosphate de chaux.

Indications spéciales. — Neurasthénie, tuberculose.

Vin phosphaté Tarible.

Composition. — A l'hémoglobine et à la kola.

Doses. — 1 verre à madère après le repas.

Autre Spécialité à base d'hémoglobine.

Hémoglobine Lépouzé.

HÉMOSTATIQUES

Indications. — Hémorragies, crachements, saignements de nez.

Eau hèmostatique de Tisserand.

Composition. — Elle contient :

Sang-dragon	1	gramme.
Térébenthine d'Alsace	1	—
Eau	10	—

Eau de Léchelle.

Composition. — Association de plantes médicinales.

Doses et mode d'emploi. — 1° *Usage interne.* — 2 cuillerées à soupe à la fois pour les *adultes*, et 2 cuillerées à café pour les *enfants;* le matin, dans la journée et en se couchant.

2° *Usage externe.* — On l'emploie à l'extérieur en lotions, injections.

Sirop de Péneau.

Composition. — A base de suc d'ortie.

HÉTOL

Propriétés. — Voyez Cinnamate de soude.

Hétol Cartaz.

Composition. — Ampoules stérilisées de cinnamate de soude (hétol) dosées à 1, 2, 5, 10, 20 et 25 milligr. par centimètre cube.

Indications. — Médicament souverain pour le traitement de toutes les tuberculoses, amène un soulagement et une guérison rapides.

Doses. — Injection intra-veineuse ou intra-musculaire tous les 2 jours, à la dose de 1 à 25 milligr. par injection, sans interruption.

HISTOPHILINE

Indications. — Chlorose, anémie, diarrhées rebelles, convalescences difficiles; dépressions nerveuses; tuberculose, paralysie.

Histophiline Leroux.

Composition. — Une cuillerée à café ou 5 grammes correspond à 30 centigrammes de glycérophosphates et aux principes actifs de la noix de kola titrant 10 centigrammes de caféine.

Doses. — Une ou 2 cuillerées à café aux repas, dans un peu d'eau (le produit est granulé).

HUILE DE CHAULMOOGRA

Indications. — Tuberculose, psoriasis, lèpre.

Globules, Baume et Savon Bories.

Indications spéciales. — *Maladies de la peau,* lèpre, lupus, eczéma, psoriasis, dartres, syphilis, démangeaisons, etc. — *Maladies de poitrine,* bronchite chronique, phtisie, tuberculose, anorexie, scrofule, rachitisme, etc. (remplace l'huile de foie de morue).

Mode d'action. — Dans les dermatoses, stimulant local. Dans les maladies de poitrine, calme la toux, la dyspnée, excite l'appétit, tonique, stimulant.

Doses et mode d'emploi. — Prendre les globules Bories, après le repas, en commençant par un globule, augmenter d'un globule par jour jusqu'à 10 à 12, faire suivre d'une tasse de lait chaud.

Pour les enfants, 5 à 6 globules dissous dans une tasse de lait.

HUILE DE FOIE DE MORUE

Propriétés. — Nutrition et réparation des tissus.

Indications. — Tuberculose pulmonaire, scrofule, rachitisme, lymphatisme.

Contre-indications. — Diarrhée et fièvre chez les tuberculeux, digestions difficiles.

Crème de morue Péquart.

En prescrivant la « crème de Morue », ce n'est ni un succédané, ni un produit *à base* d'huile de foie de morue que le médecin prescrit : c'est de l'*huile de morue pure,* rendue parfaitement assimilable, d'une digestion facile et d'un goût exquis.

Composition. — Une cuillerée à soupe contient :

Huile de foie de morue	10 gr.
Phosphate monocalcique	0 — 20
Iode	0 — 01
Principes digestifs	Q. S.

INDICATIONS SPÉCIALES. — Débilité, bronchite, rachitisme, scrofule.

DOSES ET MODE D'EMPLOI. — S'emploie comme l'huile de foie de morue commune avec cette différence qu'on peut porter la dose journalière jusqu'à dix cuillerées et plus, selon les besoins, grâce à la digestibilité et à la facilité d'assimilation du produit.

Capsules Oberlin.

COMPOSITION. — Les capsules renferment chacune une cuillerée à thé ou une cuillerée à café d'huile.

Les capsules d'huile de foie de morue créosotée contiennent 10 à 20 centigrammes de créosote pure de bois de hêtre et 4 à 5 grammes d'huile.

DOSES. — Elles se prennent à la dose d'une à deux capsules tous les jours et plus ; soit 4 à 5 grammes d'huile de foie de morue.

Dragées S. Poussin.

COMPOSITION. — Huile de foie de morue saponifiée au pyrophosphate de fer et à l'hypophosphite de chaux.

Emulsion Defresne.

COMPOSITION. — Elle se présente sous l'aspect d'une crème blanche, agréable au goût.

DOSES ET MODE D'EMPLOI. — Elle se délaye dans le lait, le bouillon, le café, ou le chocolat. La dose est de une à deux cuillerées à café, deux fois par jour.

Emulsion Française du Dr J. Portal.

COMPOSITION. — Huile de foie de morue combinée aux

phosphates alcalins. Cette préparation renferme 60 p. 100 d'huile de foie de morue.

Emulsion Gabriot.

Composition. — Huile de foie de morue phosphatée.

Emulsion Gallia.

Composition. — Huile de foie de morue, hypophosphites et glycérophosphates alcalins.

Emulsion Saint-André de Codron.

Composition. — Huile de foie de morue, sel marin et jaune d'œuf.

Emulsion Scott.

Composition. — Huile de foie de morue, combinée à de la glycérine et aux hypophosphites de chaux et de soude :

Huile de foie de morue	15 gr.
Hypophosphite de chaux	0 — 30
Hypophosphite de soude	0 — 15
Glycérine	Q. S. pour faire 30 gr. d'émulsion.
Eau	
Gomme, essences	

Doses. — Aux *adultes*, donner progressivement de 1 cuillerée à café à 1 cuillerée à bouche, 3 fois par jour après chaque repas. Aux *enfants*, donner 1 cuillerée à café ou 1 cuillerée à dessert, de la même façon.

Gadiodine.

Composition. — Huile de foie de morue dulcé-iodée.
Doses. — 2 à 6 cuillerées à bouche par jour.

Gadoléine.

Composition. — Crème d'huile de foie de morue.

Huile de foie de morue ferrugineuse Vézu.

Composition.— Dissolution de fer dans l'huile de foie de morue. Chaque cuillerée à soupe contient 10 centigrammes de sel de fer en combinaison organique.

Dose. — 2 cuillerées à bouche par jour pour les *enfants;* 4 pour les *adultes*, avant les repas.

Huile de foie de morue de Berthé.

Composition. — Préparée avec des foies frais.

Huile de foie de morue Duquesnel.

Composition. — On mélange :

Huile de foie de morue ambrée.........	100 grammes.
Essence d'eucalyptus..................	1 —

Le mélange n'a ni la saveur ni l'odeur de l'huile de foie de morue : il ne laisse dans la bouche que le goût d'eucalyptus.

Huile de Hogg.

Composition. — Extraite de foies frais de morue. Elle contient de l'iode, du brome, du phosphore et des principes organiques : oléine, margarine, etc.

Doses et mode d'emploi. — 2 à 4 cuillerées à soupe par jour.

Huile de foie de morue Jamin.

Composition. — Huile exprimée de foies gras à une température de 40°.

Huile de foie de morue de Peter Moller.

Composition. — Extraite des foies de morue frais, et préparée au contact d'un gaz inerte, l'acide carbonique.

Huile de foie de morue phéniquée du Dr Henry.

Doses. — 6 à 8 cuillerées à bouche par jour.

Iodoléine.

Composition. — Huile de foie de morue iodo-saccharinée.

Doses. — *Adultes* : 2 verres à liqueur par jour ; *enfants* : 2 cuillerées à café.

Morrhuol de Chapoteaut.

Composition. — Produit obtenu en épuisant l'huile de foie de morue par de l'alcool à 90°. Ce dernier, séparé de l'huile et distillé, donne le morrhuol qui renferme les principes actifs de l'huile de foie de morue, sauf la partie grasse. Chaque capsule ronde contient 0 gr. 20 de morrhuol, correspondant à 5 grammes d'huile.

Doses et mode d'emploi. — 3 à 6 capsules pour les *adultes*, au repas.

Morrhuomaltol Ecalle.

Composition. — Huile de foie de morue, chlorures, bromures, iodures, glycérophosphates, malt.

Doses. — 2 mesures pour les *adultes* dans un peu d'eau ; pour les *enfants* une mesure.

Pangaduine.

Composition. — Contient tous les principes actifs et alcaloïdes de l'huile de foie de morue.

Doses. — 1° *Granules :* 1 cuillerée à café correspond à 4 cuillerées d'huile de foie de morue.

2° *Dragées :* une dragée correspond à 1 à 2 cuillerées à bouche.

Pâté de foie de morue médicinal.

Composition. — Grâce aux soins apportés à sa préparation, il a un goût agréable qui ne rappelle en rien l'huile de foie de morue, ni par son goût, ni par son odeur.

Mode d'emploi. — Il se mange sur du pain aux principaux repas comme hors d'œuvre. La digestion en est facile, même en été, servi sur de la glace.

Spécialités diverses à base d'huile de foie de morue.

Capsules d'huile de foie de morue créosotée du Dr G. Fournier. — Megdaline. — Huile de foie de morue de Peter Langen. — Moruine Souques. — Norwégine phosphatique Vernadat. — Sirop du Dr Vanier et Dupuy.

HUILE DE GENÉVRIER

Propriétés. — Emménagogue, diurétique.

Indications. — Coliques néphrétiques et hépatiques, gravelle, goutte.

Capsules Vial.

Composition. — Huile de genévrier, obtenue par distillation et combustion mixte des baies et du bois de genévrier oxycèdre.

Doses et mode d'emploi. — 4 à 6 capsules par jour au milieu des repas.

HUILE PHOSPHORÉE

Indications. — Débilité, phtisie pulmonaire, bronchite chronique.

Huile phosphorée du Dr Reinvillier.

Mode d'emploi. — On fait 2 fois par jour des frictions sur le corps au moyen d'un morceau de flanelle imprégnée d'huile phosphorée. Chaque friction dure 5 à 6 minutes sur chaque partie du corps, un quart d'heure en tout.

HUILE DE RICIN

Propriétés. — Action purgative sans colique, purgatif doux.
Indications. — Constipation.

Capsules Taëtz.

Composition. — Huile de ricin, enfermée dans des capsules souples et élastiques; chaque capsule contient environ 2 grammes.

Glyco-Rhicin de Faudon.

Composition. — Huile de ricin modifiée agréablement. Mêmes effets que l'huile, goût agréable, digestibilité parfaite, transformation de l'huile de ricin par le même procédé que pour l'huile de foie de morue.

Ricinol Reynaud.

Composition. — Gelée d'huile de ricin aromatisée et sucrée, soluble dans de l'eau.
Doses. — 1 flacon pour un *adulte*.

Ricinolé Simon.

Composition. — Huile de ricin sucrée, émulsionnée, aromatisée.

Ricinose Gauthier.

Composition. — Principe actif du ricin sous forme de pilule; chaque pilule contient 10 gr. d'huile de ricin.

HYDRASTIS CANADENSIS

Propriétés. — Vaso-constricteur, élève la tension intra-vasculaire.

Indications. — Hémorragies utérines, hémoptysies tuberculeuses.

Granules et Sirop de Lépine.

Indications spéciales. — Lèpre, dartres, rhumatismes.

Doses et mode d'emploi. — Les *granules* s'administrent dans une cuillerée d'eau, à la dose de 2 à 12 par jour, et le *sirop* se donne délayé dans une tasse d'eau tiède, à la dose de 2 à 6 cuillerées par jour.

Pilules Dulac.

Composition. — A base d'hydrastis canadensis et de séné.

Indications spéciales. — Hémorroïdes.

Doses. — 1 pilule avant chaque repas, 2 ou 3 fois par jour.

HYDROGÈNE SULFURÉ

Pastilles Noirot.

Composition. — A base de sulfuryl; la formation d'hydrogène sulfuré n'a lieu que dans l'estomac.

Indications spéciales. — Maladies des voies respiratoires.

Doses. — 12 à 15 pastilles par jour, très agréables à sucer.

HYPNAL

Propriétés. — Hypnotique et analgésique.

Indications. — Migraine, névralgie, insomnie.

Capsuline Limousin.

Doses. — 2 à 6 suffisent pour obtenir le sommeil; elles sont dosées à 10 centigr.

Élixir d'hypnal Claron.

Composition. — Chloral et antipyrine combinés : l'élixir est dosé à un gramme par cuillerée.

Doses et mode d'emploi. — Se donne comme le chloral et aux mêmes doses : un gramme d'hypnal, renfermant 0,55 de chloral et 0,45 d'antipyrine, produit plus d'effet qu'un gramme de chloral.

Hypnal Bonnet.

Composition. — Mélange de chloral hydraté et d'antipyrine.

Indications spéciales. — Insomnies dues à la douleur et à la toux.

Doses. — 1 gramme.

HYPOPHOSPHITE DE CHAUX

Propriétés. — Accélérateur de la nutrition.

Indications. — Phtisie pulmonaire, anémie.

Émulsion de Hogg.

Composition. — A base d'hypophosphite de chaux et de soude.

Sirop de Fellows.

Composition. — Potasse et chaux, quinine et strychnine, phosphore.

Doses. — Une cuillerée à café avant le repas, dans un quart de verre d'eau.

Sirop d'hypophosphite de chaux du Dr Churchill.

Composition. — Phosphore et chaux.
Mode d'emploi. — Une cuillerée dans de l'eau, après chaque repas.

ICHTYOL

Propriétés. — Antiseptique.
Indications. — Maladies de peau.

Capsules d'ichtyol Chiron.

Composition. — Chaque capsule est dosée à 25 centigr.
Indications spéciales. — Tuberculose.
Doses. — 6 à 8 capsules par jour.

Capsules Lanos.

Composition. — Ichtyol, bromoforme, terpinol.
Indications spéciales. — Maladies de poitrine.
Doses. — 4 à 6 pilules par jour.

Capsules Mathey Caylus.

Composition. — Chaque capsule contient 25 centigrammes d'ichtyol.
Doses. — 2 à 10 capsules par jour.

Ichtalbine Knoll.

Composition. — Combinaison d'ichtyol et d'albumine des œufs.
Indications spéciales. — Phtisie, scrofule, eczéma.
Doses. — 50 centigrammes à 2 grammes, 3 fois par jour.

Ichtyol de la Sté de Produits antiseptiques.

Composition. — Corps d'apparence goudronneuse;

soluble dans l'eau et dans un mélange d'alcool et d'éther, miscible aux graisses et aux huiles.

INDICATIONS SPÉCIALES. — Maladies des femmes, chlorose.

MODE D'EMPLOI. — En pommade et en solution aqueuse ou éthéro-alcoolique, contenant 5 à 50 p. 100 de substance active.

IODE

PROPRIÉTÉS. — Révulsif, résolutif, antiscrofuleux, active la circulation pulmonaire, augmente la salive et le suc gastrique, arrête l'action des ferments.

INDICATIONS. — 1° *Usage interne.* — Vomissements, scrofule, débilité, anémie, convalescence, maladies de peau, lymphatisme.

2° *Usage externe.* — Affections pulmonaires, angine, douleurs articulaires (*applications locales*), hydrocèle, goître (*injections*).

Coton iodé de Laprade.

COMPOSITION. — Coton fortement imprégné d'iode.

INDICATIONS SPÉCIALES. — Bronchites, rhumatismes, névralgies, lumbagos.

MODE D'EMPLOI. — A l'aide de couches plus ou moins épaisses, on obtient tous les effets révulsifs, depuis la simple rougeur de la peau jusqu'à la vésication.

Coton iodé du Dr Méhu.

INDICATIONS SPÉCIALES. — Maux de gorge, enrouements, bronchites.

MODE D'ACTION. — Révulsif, dont on peut graduer les effets.

Élixir Deret.

COMPOSITION. — A base d'iodotannate de mercure. Une cuillerée à soupe contient l'équivalent de 5 milligrammes de biiodure de mercure.

Indications spéciales. — Affections syphilitiques.

Doses. — *Enfants :* d'une demi à une cuillerée à café.

Adultes : une cuillerée à soupe deux fois par jour.

Élixir Naline.

Composition. — Elixir iodotannique.

Indications spéciales. — Anémie, gomme, impétigo.

Doses. — *Enfants :* 2 à 6 ans, 1 à 2 cuillerées à café ; 15 à 16 ans, 1 à 2 cuillerées à dessert.

Adultes : 1 à 2 cuillerées à soupe.

A prendre le matin à jeun et le soir avant le repas.

Iode diastasé de Baud.

Composition. — Petites dragées, dont le centre est une graine de cresson, qui s'est gonflée de diastase par la germination, sous l'action d'une solution d'iodure.

Iod-Albacide.

Composition. — Combinaison albumino-iodurée (iodate d'albumine).

Indications spéciales. — Syphilis, goutte, rhumatisme.

Doses. — 3 à 6 gr. par jour. (Cachets, comprimés, solution.)

Iodol.

Composition. — S'obtient en faisant dissoudre le pyrrol et en y ajoutant une solution d'iode dans de l'iodure de potassium.

Mode d'action. — Poudre antiseptique, succédanée de l'iodoforme, sans odeur, ni toxicité.

Doses et mode d'emploi. — A l'*intérieur*, 10 centigrammes par jour. — A l'*extérieur*, s'emploie comme topique.

Iodotannique Jacquet polyphosphaté.

Composition. — Sirop au quinquina, titré à 0,04 centigr. d'iode et 0 gr. 50 de glycérophosphates de chaux, de soude et de potasse par cuillère à potage.

Molleton Favrot.

Composition. — A base d'iode. Titré à 50 centigrammes d'iode par surface de 10 × 15.

Indications spéciales. — Révulsif, névralgie, lumbago, hydarthrose, grippe, bronchite.

Mode d'emploi. — L'appliquer sur la peau, recouvrir d'une feuille de taffetas gommé et maintenir le tout avec un bandage.

Papier Eymonnet.

Composition. — Application de l'iode à l'état naissant.

Mode d'action. — Révulsif instantané.

Mode d'emploi. — Tremper une feuille dans l'eau et la retirer de suite pour l'appliquer sur la peau. Recouvrir d'une feuille de gutta-percha.

Durée : 1/2 heure à 1 heure.

Papier Gautier.

Composition. — Préparé avec l'iode naissant.

Mode d'emploi. — Suivant la durée d'application, il produit une révulsion simple ou une vésication.

Sérum névrosthénique.

Composition. — A base d'iode, d'acide phosphorique, de magnésie.

Indications spéciales. — Surmenage, épuisement nerveux, hystéric, neurasthénie.

Sirop Cartaz Iodotannique phosphaté.

Composition. — Contient par cuillerée à soupe 5 centigr. d'iode entièrement combiné au tannin végétal et au phospho-glycérate de chaux.

Indications. — Il n'a pas l'inconvénient des vins similaires, toujours nuisibles aux enfants. Son goût est agréable, son effet certain.

Doses. — 2 à 3 cuillerées à soupe pour les *adultes;* 2 à 3 cuillerées à entremets pour les *enfants*.

Sirop Girard.

Composition. — Mêmes éléments médicamenteux et mêmes dosages que le Vin Girard.

Indications. — Il s'emploie surtout dans la médecine infantile, contre la scrofule, le rachitisme.

Doses et mode d'emploi. — 2 à 3 cuillerées à bouche, selon l'âge.

Sirop de Grimault, au raifort iodé.

Composition. — Combinaison de l'iode avec le suc des plantes antiscorbutiques : 5 centigrammes d'iode par cuillerée à bouche.

Doses et mode d'emploi. — Une cuillerée à bouche deux fois par jour.

Sirop de Grimault, au raifort iodé de L. Pommier.

Composition. — Préparé par la réaction directe de l'iode sur les plantes fraîches, et non pas en versant quelques gouttes de teinture d'iode dans un sirop antiscorbutique.

Indications spéciales. — Tous les cas où le sirop antiscorbutique est indiqué.

Doses. — Par jour, deux cuillerées (à soupe, à dessert ou à café), selon l'âge de l'enfant.

Sirop de Guilliermond.

Composition. — 30 grammes de ce sirop renferment 5 centigrammes d'iode en une combinaison végétale (tannin).

Doses et mode d'emploi. — Pour un *adulte,* 3 à 4 cuillerées à soupe par jour; pour un *enfant*, 2 cuillerées à soupe; au-dessous de 7 ans, 2 cuillerées à café, matin et soir.

Traumatol.

Composition. — Iodocrésine.

Mode d'emploi. — Poudre, gaze, ovule, vaseline, collodion, solution.

Vin Alexandre.

Composition. — Iodo-tannique glycérophosphaté.

Doses.— Pour les *adultes :* 1 verre à madère 2 fois par jour à la fin des repas ; pour les *enfants :* 1 verre à liqueur, par jour, à la fin des repas.

Vin de coca iodé Detray.

Composition. — 30 grammes contiennent 5 centigrammes d'iode.

Indications spéciales. — Menstruation difficile.

Doses et mode d'emploi. — *Enfants :* 4 cuillerées à café par jour.

Adultes : 4 cuillerées à bouche par jour, au début ou au milieu des repas.

Vin Gaulois de Jouisse.

Composition. — Médicament iodo-phosphaté, auquel sont combinés le tannin et la chaux.

Indications spéciales. — Ostéite, périostite, mal de Pott, rachitisme, engorgements ganglionnaires, scrofules, cachexies.

Doses. — Une cuillerée à café de vin équivaut à une cuillerée à soupe d'huile de foie de morue.

Vin Gilles.

Composition. — Vin iodo-tannique et lactophosphate de chaux.

Vin Girard.

Composition. — Il contient pour 30 grammes, 5 centigrammes d'iode en combinaison végétale avec le tannin, et 50 centigrammes de lactophosphate de chaux, le tout combiné dans un vin, modérément alcoolique.

Doses et mode d'emploi. — Pour un *adulte,* 2 à 3 verres à madère par jour. — Pour un *enfant,* 2 à 4 cuillerées à bouche par jour. — Pour un *enfant au-dessous de huit ans,* 2 à 4 cuillerées à dessert par jour, à prendre avant ou après le repas.

Vin Herbert.

Composition. — Iodo-tannique phosphaté.

Vin iodé de Moride.

Composition. — A base d'iode (1 gr. par litre).

Indications spéciales. — Rhumatisme articulaire, anémie.

Doses. — 2 ou 3 fois par jour, après les repas, à la dose d'un verre à madère pour les *adultes*, d'un verre à liqueur pour les *enfants*.

Vin et Pilules iodo-phosphatés du Dr Foy.

Composition. — Iode et phosphates.
Indications spéciales. — Phtisie.

Vin et Sirop Nourry.

Composition. — 5 centigr. d'iode combinés à 10 centigr. de tannin par cuillerée à soupe. Cette dose correspond à 75 centigr. d'iodure de potassium et équivaut, au point de vue de l'iode, à 10 fois son volume d'huile de foie de morue.

Doses. — *Adultes*, une cuillerée à soupe; *enfants*, une cuillerée à café : deux fois par jour.

Vin tannique de Bagnols-Saint-Jean.

Composition. — A base d'iode et de tannin.
Indications spéciales. — Dyspepsie.

Autre spécialité à base d'iode.

Granulés iodo-tanniques Lemaire.

IODOFORME

Propriétés. — Antiseptique, cicatrisant.

Indications. — 1° *Usage externe :* antisepsie chirurgicale et obstétricale. — 2° *Usage interne :* tuberculose pulmonaire et laryngée.

Capsules Cognet à l'eucalyptol absolu iodoformo-créosoté.

Voyez *Créosote* et *Eucalyptol*.

Capsule Boëtte.

Composition. — Dosées à 5 centigrammes d'iodoforme et de créosote pure.

Doses et mode d'emploi. — 2 à 4 capsules par jour, aux repas.

Di-Iodoforme Taine.

Composition. — Le di-iodoforme s'obtient en traitant l'acétylène periodé par l'iode en excès.

Indications spéciales. — Anesthésique, désinfectant, anti-scrofuleux, cicatrisant.

Mode d'emploi. — Poudre ou pommade appliquées directement.

Iodoformogène.

Composition. — Combinaison chimique d'iodoforme et d'albumine. Contient environ 10 0/0 d'iodoforme.

IODURE D'ARSENIC

Indications. — Dépuratif. — Maladies de peau, lymphatisme, artério-sclérose.

Sirop biminéral Reynaud.

Composition. — A l'iodure d'arsenic; une cuillère à bouche contient 1 centigr. 1/2 d'iodure d'arsenic.

Doses. — 1 cuillerée à bouche à chaque repas pour les *adultes;* 2 cuillerées à café par jour pour les *enfants*.

IODURE D'ÉTHYLE

Savon fondant Beynet.

Composition. — Aux iodures alcalins et d'éthyle.

Indications spéciales. — Engorgements ganglionnaires, goitre.

Mode d'emploi. — S'emploie en massage ou en frictions dans l'obésité et les engorgements de toutes natures. Absorbé par tous les pores de la peau, il dissout, fluidifie. Se conserve indéfiniment, ne graisse ni ne tache comme les corps gras.

Ampoules Boissy à l'iodure d'éthyle.

Indications spéciales. — Asthme.

Doses et mode d'emploi. — Chaque ampoule représente une dose à employer en inhalations.

IODURE DE FER

Indications. — L'iodure de fer agit à la fois par son fer et par son iode. Chlorose, anémie, lymphatisme, scrofule.

Pilules et Sirop à l'iodure ferreux inaltérable de Blancard.

Composition. — De tous les médicaments dont l'emploi est consacré par l'expérience et par la faveur des médecins, l'iodure de fer est certainement l'un des plus précieux; les nouvelles découvertes faites en thérapeutique ont encore affirmé son action énergique et curative.

1° *Pilules*. — L'instabilité de l'iodure de fer a, pendant un certain temps, empêché l'usage de ce médicament.

Le procédé engénieux de M. Blancard, qui a obtenu l'approbation de l'Académie de médecine, a permis de conserver ce sel d'une manière presque indéfinie et a donné aux praticiens un produit toujours identique.

La solubilité de l'iodure de fer est assurée par la ténuité de l'enveloppe protectrice, par l'humidité et les sucs qui existent dans les organes digestifs ; l'iode est mis en liberté et laisse, à l'état naissant, le fer rendu parfaitement assimilable.

Aussi tous les malades supportent-ils la médication iodo-ferrugineuse sans trouble et sans fatigue.

2° *Sirop.* — Le sirop est prescrit pour les enfants et les personnes ne pouvant absorber les médicaments sous forme pilulaire.

Indications spéciales. — Les *pilules* et le *sirop* d'iodure de fer de Blancard sont particulièrement employés dans les affections que détermine la cachexie scrofuleuse (*tumeurs*, *humeurs froides*), dans la chlorose, la leucorrhée, l'aménorrhée, la syphilis constitutionnelle, l'anémie, etc.

Doses et mode d'emploi. — Chaque pilule contient 0,05 centigrammes d'iodure ferreux et chaque cuillerée à soupe de sirop, 0 gr. 10.

La première semaine, on prend une pilule ou une demi-cuillerée à soupe de sirop, matin et soir.

La 2° semaine, une pilule ou une demi-cuillerée de sirop le matin et deux pilules ou une cuillerée à soupe de sirop le soir.

La 3e semaine, deux pilules ou une cuillerée à soupe de sirop, matin et soir.

Les enfants et les personnes délicates commencent par des doses plus faibles.

Pilules de protoiodure de fer Vézu au beurre de cacao.

Composition. — Chaque pilule contient 4 centigr. d'iodure de fer, et 1 à 2 centigrammes de fer réduit par l'hydrogène ; cet excès de fer augmente l'action du médicament.

Doses. — Ces pilules se prennent au commencement des repas, à la dose de 2 par jour, pour les *enfants ;* de 4 à 6 pour les *adultes*.

Bulles glutineuses de Cornu.

Composition. — 5 centigrammes d'iodure de fer en solution correspondent à une demi-cuillerée à bouche de sirop d'iodure de fer du Codex.

Bulles glutineuses Manya.

Composition. — Chaque bulle contient :

Protoiodure de fer (en solution)...........	0 gr. 05
Quassine amorphe..........................	0 — 01

Doses et mode d'emploi. — Chaque bulle correspond à une demi-cuillerée à bouche de sirop d'iodure de fer du Codex.

Dragées Foucher.

Composition. — Elles contiennent :

Iodure de fer..........................	0 gr. 0
Manne en larmes......................	0 — 25

Doses. — 2 à 3 dragées par jour aux repas.

Dragées et Sirop F. Gille.

Composition. — A base de proto-iodure de fer.

Doses et mode d'emploi. — 1° *Dragées*. — Les prescrire au milieu ou à la fin des repas, à la dose de 2 à 4 par jour, aux *enfants* de *8 à 14 ans*; 4 à 6 aux *adolescents* et aux *adultes*.

2° *Sirop*. — Le prendre à la fin du repas : 1 à 2 cuillerées à dessert aux *enfants de 2 à 4 ans*; 1 à 2 cuillerées à bouche, de *4 à 8 ans*.

Pilules Cronier.

Composition. — Iodure de fer et quinine.

Indications spéciales. — Fièvres paludéennes pernicieuses.

Doses. — 2 à 8 pilules, par jour, selon l'âge.

IODURE DE FER

Sirop Philipon, ioduro-ferro-phosphaté, anti-anémique et reconstituant.

Le sirop Philipon constitue un médicament complet.

Composition. — Chaque cuillerée à soupe contient 0 gr. 10 d'iodure de fer et 0 gr. 50 de phosphate de chaux soluble. Il est inaltérable.

Indications spéciales — Son emploi est indiqué pour les tempéraments anémiques, lymphatiques, rachitiques et scrofuleux. Il aide à la formation des os, et convient surtout aux jeunes enfants et aux adolescents dont la croissance est lente et difficile.

Il est aussi des plus utiles aux personnes convalescentes ou fatiguées.

Pilules et Sirop de Rebillon.

Composition. — Iodure de fer et de quinine.

IODURE DE POTASSIUM

Propriétés. — Antiasthmatique, résolutif, antisyphilitique, active la circulation pulmonaire et provoque l'hypersécrétion bronchique.

Indications. — Angine de poitrine, artério-sclérose, asthme, emphysème, syphilis.

Contre-indications. — Formes aiguës ou congestives de la tuberculose pulmonaire.

Iodure Souffron.

(KI. — *Chimiquement pur*).

Composition. — *Solution* à 1/15, soit 1 gr. par cuillerée à soupe; *sirop* à 1/20, soit 1 gr. d'iodure par cuillerée; *dragées* à 25 centigr.

Indications spéciales. — Asthme, goître, goutte, syphilis.

Dragées de Foucher.

Composition. — Iodure calciné sur du fer par des procédés spéciaux.

Doses. — Chaque dragée contient 0 gr. 25 de sel potassique. Donner 4 à 5 dragées par jour, aux repas.

Élixir anti-asthmatique.

Composition. — Iodure de sodium et polygala. La cuillerée est dosée à 75 centigr. d'iodure.

Elixir ioduré du Dr Merlier.

Composition. — 1° *Solution faible.* — Chaque cuillerée à bouche contient 50 centigr. d'iodure de potassium.

2° *Solution forte.* — Chaque cuillerée à bouche renferme 2 gr. d'iodure.

Iodures Laroze.

Composition. — A base d'iodure de potassium et de sirop Laroze d'écorces d'oranges amères. Ces sirops renferment exactement 50 centigrammes d'iodure par cuillerée à bouche, à l'exception du sirop au proto-iodure de fer qui renferme 5 centigrammes de proto-iodure par cuillerée à bouche.

Mode d'emploi. — Ils se prennent purs ou mieux délayés dans un demi-verre d'eau.

Iodurine granulée.

Composition. — Chaque cuillerée à café contient 50 centigrammes d'iodure de potassium.

Vin cardiaque du Dr Saison.

Composition. — Ce vin renferme du sulfate de spartéine, de la convallamarine et de l'iodure de potassium.

Indications spéciales. — Affections du cœur et de la respiration.

Doses et mode d'emploi. — *Adultes :* 2 cuillerées à soupe, matin et soir; *enfants :* 2 cuillerées à café, matin et soir.

Autre Spécialité à base d'iodure de potassium.

Iodure de potassium granulé Rispal.

IODURE DE SODIUM

Indications. — Asthme, aortite, rhumatisme.

Sirop Boissy.

Composition. — 50 centigrammes par cuillerée à bouche.

IPÉCACUANHA

Propriétés. — Vomitif, expectorant, augmente les sécrétions bronchiques, abaisse la température.

Indications. — Embarras gastrique, affections pulmonaires aiguës, dysenterie, empoisonnement.

Contre-indications. — Vieillards, cardiaques.

Sirop pectoral incisif de Deharambure.

Composition. — C'est le sirop de Desessartz, un peu modifié.

Indications spéciales. — Coqueluche.

KAVA

Indications. — Blennorragie urétrale, leucorrhée vaginale.

Pilules de Kava.

Doses et mode d'emploi. — De 8 à 12 pilules par jour, à une heure des repas.

KÉPHIR

Indications. — Alimentation des dyspeptiques et des tuberculeux.

Pulvo-képhir.

Composition. — Poudre contenant de l'acide lactique, de la diastase et des peptones ; elle permet de préparer soi-même le képhir, lait diastasé.

Mode d'action. — *Képhir n° I :* laxatif; *n° II :* alimentaire; *n° III :* constipant.

KOLA

Propriétés. — Stimulant du système nerveux, tonique du cœur.

Indications. — Etats de dénutrition et d'asthénie, neurasthénie.

Kola-Fer Trouette.

Composition. — Elixir à base de noix de kola et de peptonate de fer.

Indications spéciales. — Neurasthénie, anémie, chlorose, convalescence, formation des jeunes gens.

Doses. — Un petit verre à liqueur aux repas.

Kola granulée Vigier.

Composition. — Une cuillerée à café représente 2 grammes de kola.

Indications spéciales. — Anémie, dyspepsie.

Doses. — Une à deux cuillerées à café.

Bioneurine.

Composition. — Brucine, kola, glycérophosphates.

Biophorine.

Composition. — Saccharolé à base de kola, glycérophosphate de chaux, coca, quinquina, cacao.
Doses et mode d'emploi. — 3 à 6 cuillerées par jour, pures ou délayées dans de l'eau ou du vin.

Elixir Bravais.

Composition. — Kola, coca, guarana, cacao, curaçao blanc.
Doses. — 1/2 gobelet-mesure après les repas.

Élixir Coupard.

Composition. — A base de noix de kola.
Doses et mode d'emploi. — Un verre à liqueur après le repas, pour les *adultes;* un demi-verre, pour les *enfants.*

Elixir digestif Gauthier-Robert.

Composition. — A base de kola, pepsine, pancréatine et diastase.

Elixir de Kola-Coca Vigier.

Doses. — Un verre à liqueur à chaque repas.

Elixir de noix fraîche de Kola Delattre.

Composition. — Principes actifs de la noix fraîche de kola : caféine, tannin, théobromine, rouge de kola.

Granule Saint-Cyr.

Composition. — Kola et glycérophosphate de chaux.
Doses. — 2 cuillerées à café par jour.

Kola Astier.

Composition. — Chaque cuillerée à café contient 10 centigrammes de caféine.
Doses et mode d'emploi. — 2 cuillerées à café par jour, dans un verre à madère d'eau, de vin ou de tisane.

Kola-Bâh-Natton.

Composition. — Les produits de Kola-Bâh-Natton renferment tous les principes actifs de la noix de kola.
Doses et mode d'emploi. — *Élixir de Kola-Bâh :* Chaque verre à liqueur de 25 grammes renferme 5 grammes de principes actifs.

On le prend pur ou étendu d'eau, à la dose de 2 à 6 verres à liqueur par jour. — Demi-dose pour les *enfants.* — De préférence après les repas.

Extrait fluide de Kola-Bâh : quand les préparations alcooliques sont contre-indiquées. X à XL gouttes dans un peu d'eau sucrée, 2 à 6 fois par jour.

Pilules de Kola-Bâh : dosées à 10 centigrammes d'extrait hydroalcoolique et 10 centigrammes de poudre de kola ; 2 à 15 pilules par jour.

Saccharolé soluble: 2 à 3 cuillerées à café par jour, pur, dans du vin ou dans tout autre liquide.

Vin : 2 à 4 verres à madère par jour. — Demi-dose pour les *enfants.*

Kola Bouty.

Mode d'emploi. — 1 cuillerée à café, avant chaque repas.

KOLA

Kola-Champagne A. Lafont.

Composition. — Vin mousseux de champagne à base de kola.

Indications spéciales. — Stimulant supporté par les estomacs les plus délicats, spécial contre les vomissements (grossesse ou autre). Dynamogène.

Mode d'emploi. — Se boit pur ou additionné d'eau minérale, ou avec un biscuit.

Kola Casthelaz.

Mode d'emploi. — *Kola comprimée* en dragées.

Kola Chapotot.

Composition. — Contien les principes actifs de la kola : caféine, théobromine, rouge de kola, tannin.

Kola Cristal.

Composition. — Kola au champagne.

Kolafé.

Composition. — Noix de kola fraîche et café.

Kola du Dr Heckel.

Doses. — *Vin :* 1 à 3 verres à madère par jour.

Granulé : 2 à 4 cuillerées à café par jour dans de l'eau.

Comprimé : 9 à 15 par jour.

Kola Jeannon.

Doses. — Pour les *adultes*, 2 cuillerées à café par jour dans du vin.

KOLA

Kola Pausodun et Comprimés de Koladone.

Composition. — Le Kola-Pausodun est un élixir renfermant le minimum d'alcool nécessaire pour tenir en dissolution tous les principes de la noix fraîche de Kola, sans aucune addition de caféine ou de théobromine. Il correspond à 5 gr. de noix fraîche de Kola par verre à liqueur ; c'est la dose maxima qu'on ne doit pas dépasser.

Les *Comprimés de Koladone* correspondent à 1 gr. de noix fraîche de Kola.

Doses. — La dose du Kola Pausodun est d'un demi-verre à un verre à liqueur, à la fin des deux principaux repas, soit pur, soit dans un peu d'eau.

La dose des Comprimés est de 1 à 2 à la fois, de temps à autre.

Variétés. — Le Kola Pausodun et les comprimés de Koladone sont délivrés *avec ou sans sucre.*

Pour les pays chauds, ou pour l'époque des chaleurs, on préfère les comprimés de *Koladone au quinquina,* qui agissent en même temps contre la soif.

Il en est de même des comprimés de Koladone au *quinquina et à la rhubarbe ;* mais ceux-ci sont moins agréables au goût.

Kola Roy.

Doses et mode d'emploi. — 2 à 4 cuillerées à café par jour aux repas.

Kola Léoutre.

Composition. — Vraies noix de kola fraîches.

Variétés. — Vin, teinture, granulés.

Kola Monavon.

Composition. — 1 gr. 20 de noix de kola vraie par

cuillerée à bouche, en *vin*, et par cuillerée à café, en *élixir*.

MODE D'EMPLOI. — Elixir, vin, pastille, biscuit.

Kola-Kina Batteur.

COMPOSITION. — Contient les principes actifs de la noix de kola et du quinquina jaune royal.

Kola Midy, Vin de Kola Midy.

COMPOSITION. — A base de noix de kola.

DOSES. — Pour les *adultes*, 2 à 4 verres à madère par jour; pour les *enfants*, 1 à 4 cuillerées à soupe.

Liqueur Hor.

COMPOSITION. — Kola, coca, glycérophosphate de chaux.

MODE D'EMPLOI. — Par cuillerées à bouche après les repas.

Neuro-Kola.

COMPOSITION. — Kola et glycérophosphate.

MODE D'EMPLOI. — Granules, sirop, solution, capsules, vin, élixir.

Solution du Dr Watelet.

DOSES. — Une cuillerée à soupe pour un *adulte*, une cuillerée à café pour un *enfant* permettent de préparer instantanément un verre de vin de kola.

Vin Bardy.

COMPOSITION. — Quina, kola, coca, cacao.

Vin Bravais.

COMPOSITION. — Kola, coca, guarana, cacao.

DOSES. — 1 gobelet-mesure à chaque repas.

Vin Ecalle.

Composition. — Un verre à madère contient :

Kola	0 gr. 60
Coca	0 — 60
Vin tonique	Q. S.

Doses et mode d'emploi. — Un verre à madère avant ou après les deux principaux repas, pur ou additionné d'eau. — Pour les *enfants*, un verre à liqueur suffit.

Vin de Kola-Coca Chevrier.

Composition. — A base de kola et de coca.

Vin Legendre.

Composition. — Kola, glycérophosphate de chaux, coca.

Doses. — 1 verre à bordeaux après chaque repas.

Vin Moisan.

Composition. — A base de noix de kola et de coca ; il contient encore de la théobromine et du tannin.

Doses et mode d'emploi. — Un verre à bordeaux, 2 fois par jour pour les *adultes ;* un verre à liqueur pour les *enfants,* de préférence après les repas.

Vin des Montagnards.

Composition. — Kola, café, cacao.

Doses et mode d'emploi. — Un verre à bordeaux après chaque repas.

Spécialités diverses à base de Kola.

Glycéro-Kola Henry Mure. — Kola granulée Feder. — Kola-Food. — Pepto-fer-kola. — Samo-Kola.

LACTIQUE (ACIDE)

Propriétés. — Antidyspeptique, antisepsie intestinale, favorise la digestion gastrique.

Indications. — Diarrhée verte des enfants, entérites tuberculeuses.

Dragées au lactate de fer de Gélis et Conté.

Composition. — 5 centigrammes de lactate de fer par dragée.

Indications spéciales. — Chlorose, aménorrhée, leucorrhée chronique.

Pastilles de Burin du Buisson.

Indications spéciales. — Digestions difficiles.

Doses et mode d'emploi. — 4 à 6 après les repas.

Strontiane lactique Midy.

Composition. — Solution titrée à 2 gr. de lactate de strontiane, exempt de baryte.

Indications spéciales. — Albuminurie, diabète, maladies de cœur.

LACTOPHÉNINE

Composition. — Dérivé de la paraphénétidine.

Propriétés. — Antipyrétique, antinévralgique.

Indications. — Fièvre typhoïde.

Doses. — 1 gr. 50 par jour en 2 fois.

LACTOPHOSPHATE DE CHAUX

Indications. — Chlorose, anémie, phtisie, rachitisme, convalescence.

Sirop et Vin de Dusart.

Composition. — Dissolution de phosphate de chaux dans l'acide lactique.

Doses. — 3 à 6 cuillerées à bouche par jour, avant le repas, pour les *adultes;* 3 à 6 cuillerées à dessert, pour les *enfants*.

Vin tonique du Dr E. Abeille.

Composition. — Lactophosphate de chaux, quina et coca.

LACTUCARIUM

Indications. — Surexcitation du système nerveux, insomnie, affections des organes respiratoires, toux convulsives et coqueluche.

Sirop d'Aubergier.

Composition. — Suc laiteux qui s'écoule des incisions pratiquées aux tiges de la laitue gigantesque. Une cuillerée à soupe contient les principes solubles de 10 centigrammes de lactucarium, et 5 milligrammes d'extrait d'opium.

Doses et mode d'emploi. — 2 à 3 cuillerées à soupe pour les *adultes,* de 1 à 2 cuillerées à café pour les *enfants.*

LAITS MÉDICAMENTEUX

Lait Wiking.

Composition. — Lait condensé et stérilisé sans addition de sucre; se conserve indéfiniment.

Mode d'emploi. — Etendre une partie de lait de 2 à 3 parties d'eau pour le ramener à son état naturel.

Autres laits médicamenteux.

Lait phosphaté naturel. — Lait phosphaté iodé.

LAURÉNOL

Laurénol n° 1.

Inodore, ni toxique, ni caustique.

Composition. — Chloro-aluminate de zinc sulfocuprique.

Mode d'action. — Agit comme :

1° *Antiseptique* direct et indirect, en tuant les micro-organismes étrangers et en stimulant l'afflux des leucocytes.

2° *Kératoplastique*, en favorisant la formation des cellules vivantes.

3° *Désodorisant* des foyers putrides, du cancer utérin, etc.

Indications. — Plaies accidentelles et chirurgicales. — Brûlures. — Ulcères. — Affections des femmes. — Accouchements. — Injections vaginales hygiéniques. — Maladies de la peau.

Mode d'emploi. — Solution à 3 o/o en lotions, compresses, injections.

Employé également sous forme d'ovules, pommade, poudre.

Laurénol n° 2.

Anti-épidémique hygiénique.

Désinfection générale de tous locaux habités, au moyen de lavages avec la solution à 3 o/o.

LÉGUMINE

Biscottes à la légumine diastasée du docteur Vœbt.

Composition. — Cet aliment, tiré du règne végétal,

renferme une quantité d'*albumine soluble* égale à celle de la viande crue, et du *phosphore organique* à l'état de combinaison, dans la proportion énorme de 6 gr. 35 p. 100.

INDICATIONS SPÉCIALES. — *Dyspepsies, gastrites, ulcère, cancer de l'estomac, de l'intestin;* affections du foie, du cœur, où le régime végétarien est indiqué; convalescences de fièvres graves.

DOSES. — 6 à 10 *biscottes* par repas.

LENTILLE

MODE D'ACTION. — Laxatif.

Revalescière du Barry.

COMPOSITION. — Farine de lentille, mêlée à de la mélasse.

LEPTANDRINE

INDICATIONS. — Constipation, lithiase biliaire, obésité, stimulant du foie et de l'intestin.

Cachets Royer.

COMPOSITION. — Principe actif du *leptandra virginica.*

DOSES ET MODE D'EMPLOI. — Un ou deux cachets, au moment des repas.

Leptandrine Reney.

COMPOSITION. — A base de *Leptandra virginica.*

DOSES.—Pilules de 2 centigr., avant le repas du soir.

LEVURE DE BIÈRE

INDICATIONS. — Préconisée par Debouzy, puis par Brocq pour le traitement de la furonculose et de l'anthrax, à, la dose de 25 à 40 grammes par jour, par Cassaët et Beylot pour le traitement du diabète et par Landau de Berlin pour le traitement des vaginites.

Elle doit être employée très fraîche et aussi pure que possible ; toutes les levures ne possèdent pas des qualités identiques ; — on doit toujours se servir des levures basses. — La dose moyenne est d'une cuillerée à soupe délayée dans de la bière, matin et soir, avant le repas.

Levurine (déposée).

Levurine brute :

Composition. — Dérivé et succédané d'une levure de bière type, spécialement cultivée, — inaltérable — correspond à 6 fois son poids de levure fraîche (Académie de Médecine, juillet 1899).

Indications spéciales. — Furonculose, anthrax, acné, eczéma, leucorrhée, grippe et toutes affections staphylococciques, diabète.

Doses. — 1 cuillerée à café avant chaque repas, délayée dans de l'eau ou de la bière — ou 2 à 6 cachets de 2 gr. — augmenter la dose jusqu'à effet.

Levurine extractive :

Composition. — Ferments solubles de la levure de bière ; inaltérable, correspond à 30 fois son poids de levure fraîche et à 5 fois son poids de levurine brute.

Indications spéciales. — Comme pour la levurine brute.

Mode d'emploi. — En poudre, en cachets, en injections hypodermiques.

Doses. — 1 à 4 gr. par jour.

Levurose (déposée) **Cattaert.**

Composition. — Dérivé d'une levure de bière spéciale, inaltérable sous tous les climats. Représente 6 fois son poids de levure fraîche.

Indications spéciales. — Furonculose, anthrax, affections staphylococciques, diabète, leucorrhée, etc.

Mode d'emploi. — En poudre, en injections ; éviter l'emploi en cachets.

Doses. — 3 à 5 cuillerées à café par jour.

Pour la leucorrhée, en injections, à la dose de une cuillerée à bouche par litre d'eau bouillie.

Cerevisia.

Composition. — Levure de bière desséchée.

Doses. — 1 à 2 cuillerées.

Levure de Bière Coirre.

Composition. — Levure sèche obtenue par dessiccation mécanique à basse température de levure fraîche.

Doses. — 3 cuillerées à bouche par jour dans un demi-verre de bière ou d'eau légèrement gazeuse.

Pour flueurs blanches, 1 cuillerée à café délayée dans 1 cuillerée à bouche d'eau jusqu'à consistance crémeuse : injection vaginale, tampon.

Levure fraîche Dumouthiers.

Doses. — 1 cuillerée à café, 3 fois par jour, délayée dans un peu de bière au commencement des repas.

Levure de bière médicinale de A. Petit-Mialhe.

Composition. — Levure de bière desséchée, correspondant à 4 fois son poids de levure fraîche.

Doses. — 2 à 4 cuillerées à bouche par jour dans de l'eau.

Levure de bière Strauss.

Composition. — Levure sélectionnée desséchée dans le vide à 35°.

Mycodermine Déjardin.

Composition. — Extrait de levure de bière.

Doses. — 4 pilules avant chaque repas.

Autre Spécialité à base de levure.

Levure de bière fraîche Le Chevalier.

LIN (GRAINE DE)

Cataplasme Hamilton.

Composition. — Renferme les principes mucilagineux de la graine de lin.

Mode d'emploi. — Se prépare instantanément par immersion dans l'eau.

Graine de lin Tarin.

Composition. — Graine de lin, aromatisée à l'essence d'anis.

Indications spéciales. — Maladies des poumons, furoncle.

Doses. — Prendre une cuillerée à bouche, dans un verre d'eau froide, matin et soir.

Lin Aulagne.

Composition. — Farine de lin, formant un cataplasme antiseptique et instantané.

Mode d'emploi. — Plonger cinq minutes dans l'eau bouillante.

LISTÉROL

Indications. — Antisepsie des muqueuses.

Doses. — 1 cuillerée à soupe par litre.

LITHINE

Propriétés. — Dissolvant de l'acide urique et des urates.

Indications. — Goutte, gravelle urique.

Poudre Lartigue antigoutteuse.

Composition. — Cette poudre est préparée avec des sels de lithine, de l'acide benzoïque et du bicarbonate de soude.

Indications spéciales. — Elle est indiquée dans toutes les affections, arthritiques ou non, justiciables du traitement alcalin.

Doses et mode d'emploi. — On la fait prendre à la dose de une ou plusieurs mesures de 0 gr. 50 (mesure contenue dans la boîte), à chaque repas.

Baume et Elixir Dubourg.

Composition. — Benzo-lithine, antipyrine et salicylate de caféine.

Benzoate de lithine ferrugineux Trehyou.

Mode d'emploi. — Pilules, sirop, solution éthérée.

Carbonate de lithine Le Perdriel.

Doses. — On l'emploie en le dissolvant dans l'eau. Une dose représente 15 centigrammes de sel actif.

Perles du Dr Garrod.

Composition. — A base de benzoate de lithine, de benzoate de soude et de salol.

Doses. — 6 perles par jour.

Sirop et Granule Turquety.

Composition. — A base de sulfure de lithium lithiné.

Indications spéciales. — Maladies de peau, eczéma.

Doses. — 2 cuillerées à soupe par jour avant les repas.

LORÉTINE

Indications. — Plaies suppurantes, ulcères, brûlures.

Lorétine Knorr.

Mode d'emploi. — *Poudre*, pour saupoudrer les pansements; *collodion*, pour recouvrir les plaies opératoires; *tampon de gaze*, pour combler les plaies cavitaires.

LYCÉTOL

Lycétol Vicario.

Composition. — Granulé effervescent contenant par mesure 0,25 centigrammes de lycétol pur (tartrate de diméthylpipérazine).

Mode d'action. — Huit fois plus actif que les sels de lithine. Médicament de choix contre les manifestations de la diathèse urique, goutte, gravelle, coliques néphrétiques, etc. Augmentation de la sécrétion urinaire. Assimilation facile sans aucun trouble digestif. Diminution des accès de goutte, jusqu'à disparition totale. Diminution considérable de la gravelle.

Doses. — De 2 à 6 mesures dans un peu d'eau.

MAGNÉSIE

Propriétés. — Antiacide, laxatif, neutralise les acides de l'estomac et absorbe l'acide carbonique.

Indications. — Constipation, flatulence, embarras gastrique.

Chocolat purgatif de Desbrière.

Composition. — Voici la formule :

Magnésie calcinée..............	100
Chocolat......................	1.000
Huile de croton ou scammonée..	Q. S.

Limonade purgative de Rogé.

Composition. — A base de citrate de magnésie, à 30, 40, 45, 50 ou 60 grammes.

Doses et mode d'emploi. — 2 verres le matin à jeun.

Magnésie calcinée de Béral.

Composition. — Préparée avec de la magnésie pure, sans traces de soude ni de chaux.

Doses et mode d'emploi. — La délayer dans un peu d'eau sucrée, à la dose de 1 ou 2 cuillerées à café.

Magnésie calcinée de Henry.

Composition. — Carbonate de magnésie.

Magnésie lactée de Lebeault.

Composition. — Combinaison de l'oxyde de magnésium avec les éléments de l'eau; une cuillerée à dessert contient 1 gr. 30 d'hydrate de magnésie pulvérulent et correspondant à 1 gramme d'oxyde anhydre.

Mode d'emploi. — La prendre dans du lait ou de l'eau sucrée.

Magnésie Roy.

Composition. — Magnésie effervescente.

Doses et mode d'emploi. — *Laxative*, à la dose de 1 à 2 cuillerées à café, à jeun dans un verre d'eau; *purgative*, à la dose de 2 à 3 cuillerées à bouche.

Poudre purgative de Rogé.

Composition. — A base de citrate de magnésie :

Magnésie calcinée	8 gr.
Carbonate de magnésie	4 —
Acide citrique pulvérisé	26 —
Sucre aromatisé de citron	50 —

Mode d'emploi. — 50 grammes de citrate de magnésie permettent de préparer une limonade purgative.

Sel Sedlitz-Chanteaud.

Composition. — A base de sulfate de magnésie.

Doses. — Une cuillerée à café.

MAGNOLIA

Indications. — Entérite.

Elixir anticolique du Dr Dupin.

Composition. — Magnolia et pyrètre.

Doses. — 1 verre à liqueur, tous les 1/4 d'heure.

MAÏS

Propriétés. — Diurétique.

Indications. — Maladies aiguës et chroniques de la vessie : diathèse urique, gravelle, cystite, catarrhe vésical, dysurie, dyspepsies amylacées.

Sirop du Dr Dufau.

Composition. — Extrait de stigmates de maïs.

Doses et mode d'emploi. — 1 à 3 cuillerées à bouche par jour, dans un verre d'eau.

Autre Spécialité à base de maïs.

Granulé de stigmates de maïs du Dr Moussaud.

MALT

Indications. — Adynamie, maladies de la poitrine et de la gorge, vomissements, maladies d'estomac.

Extrait de malt Dardanne.

Composition. — Bière de santé contenant les principes actifs du malt associés aux toniques et aux antidéperditeurs.

Indications spéciales. — Dyspepsie, anémie.

Extrait de malt de Jean Hoff (Bière de santé).

Doses et mode d'emploi — 1° *Maladies d'estomac.* On l'emploie à froid ; on en prend 3 fois par jour, avant ou pendant les repas. Boire une bouteille par jour.

2° *Maladies de poitrine et de gorge.* — On l'emploie à chaud, le matin à jeun et le soir. Boire 1/3 de bouteille par jour.

Extrait de malt français de Strauss.

Composition. — Bière de santé, riche en peptone végétale phosphatée, diastasée, digestive.

Extrait de malt Tourtan.

Composition. — Bière hygiénique pasteurisée.

Mode d'emploi. — Se prend aux repas, coupé d'eau ou de bonne bière.

Malt phosphaté de Pinel.

Composition. — Chaque verre contient 0 gr. 50 de phosphates des céréales.

Indications spéciales. — Arthritisme, neurasthénie, maladies d'estomac, anémie.

Doses. — 2 à 3 verres à bordeaux par jour.

Maltesine Tissot.

Composition. — Extrait de malt houblonné concentré.

Doses. — S'emploie pure à doses proportionnées à l'âge, soit avant de manger, soit pendant le repas.

On peut la substituer au vin et la boire en la mélangeant à l'eau.

Maltine Gerbay.

Doses. — 1° *Pastilles.* — Deux pastilles immédiatement après chaque repas.

2° *Poudre.* — Deux cuillerées dans un peu d'eau vineuse.

Maltose Durand granulée.

Indications spéciales. — Affections chroniques et aiguës des voies digestives.

Doses. — 1 cuillerée à café dans un 1/2 verre d'eau à la fin des repas.

Pepto-maltine Virey.

Composition. — Le plus concentré des extraits de malt. 3 gr. de peptones naturelles par litre.

Doses. — *Pepto-Maltine Virey n° 1 :* 2 à 5 verres à bordeaux dans un peu d'eau.

Pepto-Maltine Virey n° 2 : 1 à 2 verres à madère.

Autres Spécialités à base de Malt.

Extrait de malt Déjardin. — Pepsi-maltose

MANGANÈSE

Manganésia.

Composition. — Solution permanganique arsénicale.

Indications. — Diabète.

Doses. — XX gouttes dans un demi-verre à bordeaux de vin rouge.

Manganofer de Kugler.

Composition. — Association de fer et de manganèse.

Indications spéciales. — Troubles digestifs et menstruels.

Doses et mode d'emploi. — *Enfants :* une cuillerée à café ; *adolescents :* une cuillerée à soupe ; *adultes :* un verre à liqueur.

MATÉ

Indications. — Anémie.

Matéine Bucaille.

Composition. — La base est le principe actif du maté. Se présente sous forme de granulé.

Indications spéciales. — Aliment d'épargne, anémie.

Mode d'emploi et doses. — On prend 2 cuillerées à café avant ou après chaque repas, dans un peu d'eau, de vin, de lait.

Maté Douglas.

Composition. — A base de maté.

Doses et mode d'emploi. — Se prépare sous forme de vin et d'élixir. *Vin :* un verre à bordeaux. *Elixir :* un verre à liqueur.

Maté Jammet.

Composition. — Granulé soluble.

Indications spéciales. — Neurasthénie.

Doses. — 1 à 4 cuillerées à café dans de l'eau.

Maté de Kugler granulé.

Doses et mode d'emploi. — En nature, dans l'eau, le vin, le thé, à la dose de 1 à 2 cuillerées à café au moment des repas.

Matéine Macquaire granulée.

Doses. — 2 à 4 cuillerées à café par jour.

Vin Bucaille.

Composition. — Maté, jus de viande et phosphate de chaux.

MELALEUCA

Indications. — Congestion, indigestion, gastralgie, névralgies, migraines, douleurs intestinales, choléra, coliques hépatiques, bronchites anciennes, catarrhes pulmonaires et vésicaux.

Goménol.

Composition. — A base d'essence extraite des feuilles de melaleuca.

Mode d'emploi. — Existe en pâte, pastilles, sirop.

Niaouli-Natton.

Composition. — L'*Essence de Niaouli*, *Mélaleucine* ou *Mélaleucol*, est le produit de la distillation de la feuille du *Melaleuca viridiflora*.

Doses et mode d'emploi. — 1° *Alcool.* — V à XXV gouttes deux fois par jour, sur du sucre ou dans de l'eau sucrée.

2° *Capsules.* — Renfermant 0 gr. 25 d'essence de Niaouli pure; dose : 6 à 8 par jour, de préférence au milieu des repas.

MÉLISSE

Mode d'action. — Antispasmodique.

Eau de mélisse Boyer.

Composition. — Mélisse, citron, cannelle, girofle, muscade.

MENTHE

Indications. — Indigestions, maux d'estomac, rhumes et grippe.

Alcool de menthe de Ricqlès.

Mode d'emploi. — Dans une infusion pectorale bien chaude.

MENTHOL

Baume analgésique Bengué.

Composition. — Menthol, salicylate de méthyle, lanoline.

Indications spéciales. — Rhumatisme, goutte, névralgie. Il détermine une chaleur intense qui atténue de suite la douleur, la peau n'est pas altérée comme avec de la teinture d'iode.

Dragées Bengué au menthol.

Composition. — Elles contiennent du menthol, du chlorhydrate de cocaïne, du borate de soude.

Indications spéciales. — Coryza, affections de la gorge, du pharynx et du larynx.

Doses. — 8 à 10 dragées par jour.

Inhalateur Cigare Cartaz.

Composition. — A base de menthol.

Indications spéciales. — Indiqué contre l'oppression, les affections de poitrine, l'asthme.

Enlève la mauvaise odeur de la fumée du tabac.

Menthane Bardy.

Composition. — Poudre à base de salol et de menthol.

Indications spéciales. — Rhume de cerveau, coryza, ozène.

Doses et mode d'emploi. — Aspirer fortement dans chaque narine une pincée de menthane.

Menthol-Bajin.

Indications spéciales. — Antisepsie de l'estomac et de l'intestin, gastralgie, dilatation d'estomac, flatuosités.

Doses. — Une capsule renferme 10 centigr. de principe actif. 1 à 4 par jour à la fin des repas.

Menthol Van Denn.

Indications spéciales. — Antisepsie de la bouche.

Doses et mode d'emploi. — Matin et soir, mettre une cuillerée à café dans un quart de verre d'eau tiède; se brosser les dents et se gargariser.

Menthol Vigier.

Composition. — Chaque capsule renferme 10 centigrammes de menthol dissout dans l'huile.

Indications spéciales. — Employé dans les affections de l'estomac, de l'intestin et contre les vomissements de la grossesse.

Doses. — 2 à 4 capsules par jour aux repas.

Mentholina.

Composition. — Pâte à base de menthol, de benzoate de soude et d'extrait d'érysimum.

Indications spéciales. — Maux de gorge, enrouements, bronchites.

Doses. — 8 à 10 losanges par jour.

Nasol-Ferté Vicario.

Composition. — Vaseline boriquée au menthol, préparée avec des matières premières d'une pureté extrême et ne produisant aucune irritation.

Mode d'action. — Tonique nasal.

Pastilles Brunelet.

Composition. — Au boro-menthol cocaïné.

Indications spéciales. — Maladies de la gorge et de la bouche.

Doses. — De 10 à 20 par jour.

Poudre Tarnaise Bertrac.

Cette poudre constitue un anticoryzique très efficace.

Composition. — Elle est à base de menthol, dont l'action spécifique contre les inflammations de la muqueuse pituitaire est universellement admise. Le menthol y est heureusement associé au dermatol, au tannin, au benjoin et au chlorhydrate de cocaïne.

Mode d'action. — Elle détruit les micro-organismes qui pullulent dans les fosses nasales et calme instantanément les éternuements.

Indications. — Contre le rhume de cerveau. De plus, c'est un antiseptique et un anti-épidémique puissant.

Mode d'emploi. — Quelques prises, de préférence au début de l'accès.

Vésicatoire « indolore » Dubreuilh.

Composition. — Menthol, et chloral.

Mode d'action. — Aucune action sur la vessie et les reins, aucune douleur pendant la période vésicante.

Spécialités diverses à base de Menthol.

Menthol-Iodol Kalle. — Menthol Guillon.

MERCURE

Propriétés. — Antiseptique, parasiticide, antisyphilitique, modérateur de la nutrition.

Indications. — Syphilis, dysenterie (calomel), affections parasitaires (sublimé), antisepsie chirurgicale.

Contre-indications. — Alcoolisme, cachexie.

Huile bi-iodurée Couturieux (*dite huile de Panas*).

Composition. — Bi-iodure de mercure à la dose de 0.004 milligr. par centimètre cube.

Indications spéciales. — Affections syphilitiques.

Doses et mode d'emploi. — En injections hypodermiques avec une longue aiguille, 1 à 2 centimètres cubes.

Biscuits antisyphilitiques du Dr Olivier.

Composition. — On suppose qu'ils contiennent : farine, lait, beurre et sucre ; chaque biscuit pèse à peu près 16 grammes et contient 1 centigramme de bichlorure de mercure dulcifié (Dorvault).

Doses et mode d'emploi. — 2 à 5 biscuits par jour. Pour les *enfants*, on les réduira en poudre, et on fera une sorte de potage avec du lait ou du bouillon gras.

Dragées de Ad. Goy.

Composition. — Sublimé, et peptone de viande.

Doses et mode d'emploi. — Chaque dragée est dosée à *un milligramme de sublimé*. On les prescrit à la dose de 5 à 10 en 24 heures, au début du repas.

MORPHINE

Propriétés. — Sédatif du système nerveux, provo

que le sommeil, ralentit la respiration, excitabilité de nerfs moteurs diminuée, diminue les sécrétions.

INDICATIONS. — Insomnies, névralgies, chorée, hystérie, asthme, dyspnée, vomissements, hémoptysies, diarrhée.

CONTRE-INDICATIONS. — Etats congestifs du système nerveux, états adynamiques, altérations des reins.

Héroïne.

COMPOSITION. — Dérivé de la morphine, éther diacétique de la morphine.

INDICATIONS SPÉCIALES. — Bronchites, pharyngites.

DOSES. — *Adultes :* 3 à 5 milligrammes, 3 à 4 fois par jour ; *enfants :* 1/2 doses.

Péronine.

COMPOSITION. — Succédané de la morphine et de la codéine.

INDICATIONS SPÉCIALES. — Sédatif de la toux des tuberculeux.

Sirop lénitif de Flon.

COMPOSITION. — Sirop de morphine très faible, coloré avec de la cochenille et aromatisé avec l'eau de laurier-cerise.

INDICATIONS SPÉCIALES. — Toux.

MOUTARDE

INDICATIONS. — Révulsion.

Graine de moutarde Didier.

COMPOSITION. — A base de moutarde blanche.

MODE D'ACTION. — Excitant de la digestion.

DOSES ET MODE D'EMPLOI. — Prendre 3 doses de graines par jour : une avant le déjeuner, une avant le dîner et une avant de se coucher. Chaque dose représente trois quarts de cuillerée à bouche.

Papier Rigollot.

Composition. — Carré de papier chargé d'une couche de farine de moutarde débarrassée de son huile grasse et fixée à l'aide d'un enduit de caoutchouc.

Mode d'emploi. — Faire baigner la feuille dans une assiette d'eau, pendant quelques secondes, la poser mouillée sur la peau et la fixer avec une bande de linge.

MYRRHE

Mode d'action. — Tonique, stimulant, balsamique.

Indications. — Affections de l'estomac et des muqueuses.

Capsules de myrrholine Kuenemann.

Composition. — Extrait oléo-résineux de myrrhe.

MYRTOL

Indications. — Bronchite fétide, catarrhe des bronches.

Globules du Dr Linarix.

Doses. — 6 à 8 globules par jour, à prendre par 2 ou 3 à chaque repas.

NAPHTOL

Propriétés. — Parasiticide, antiseptique.

Indications. — Antisepsie intestinale des séreuses, affections de la peau.

Cachets de Trouette-Perret.

Composition. — Naphtol et salicylate de bismuth.

Indications spéciales. — Diarrhée, dyspepsie.

Doses et mode d'emploi. — 10 cachets par jour, soit un cachet toutes les deux ou trois heures.

Naphtol de Schlumberger.

Composition. — Le naphtol solubilisé ou émulsionné contient 1 1/2 p. 100 de principe actif. Une cuillerée à bouche représente 30 centigrammes de naphtol.

Indications spéciales. — Infections, plaies.

NARCÉINE

Propriétés. — A des propriétés calmantes, analogues à celles de la morphine et de la codéine.

Indications. — Coqueluche, rhumes, bronchites, asthme, grippe.

Élixir Gras.

Composition. — A la narcéine phéniquée.

Doses. — *Adultes :* 1 cuillerée à soupe le matin, l'après-midi, le soir.

Enfants : 1 à 5 cuillerées à café, selon l'âge.

Sirop de Gigon.

Composition. — Bromhydrate de mercure, à la dose de 2 centigrammes par cuillerée à bouche.

Doses et mode d'emploi. — *Adultes:* 2 à 3 cuillerées à bouche; *enfants:* 4 à 5 cuillerées à café.

NERPRUN

Propriétés. — Purgatif.

Sirop de Pagliano du Dr Pierrhugues.

Composition. — Apozème purgatif dont la formule est la suivante : baies mûres de nerprun, crocus mettalorum, résine de scammonée et jalap, tamarin. Après fermentation des baies de nerprun, on ajoute à cette liqueur les autres substances. Ce produit est d'une conservation presque indéfinie.

INDICATIONS SPÉCIALES. — Constipation, coliques de plomb, cirrhose, syphilis, herpès, maladies de la peau, coqueluche.

MODE D'ACTION. — Ce sirop agit sur l'appareil circulatoire, les fonctions de la nutrition et les glandes qui en dépendent.

DOSES ET MODE D'EMPLOI. — Une demi-cuillerée à une cuillerée chez les *adultes*. Aux *enfants*, par cuillerée à café, suivant l'âge.

NIRVANINE

COMPOSITION. — Chlorhydrate de l'éther méthylique. de l'acide diéthyleglycocolle amidooxybenzoïque.

INDICATIONS. — Analgésique, succédané de la cocaïne

DOSES. — Solution à 1 ou 2 pour 100.

NITRITE D'AMYLE

PROPRIÉTÉS. — Vaso-dilatation surtout de la tête, abaissement de la tension artérielle.

INDICATIONS. — Angine de poitrine, anémie cérébrale.

CONTRE-INDICATIONS. — Congestion.

Ampoules Boissy au nitrite d'amyle.

INDICATIONS SPÉCIALES. — Angine de poitrine, syncope, migraine, mal de mer.

DOSES. — Chaque ampoule représente une dose pour inhalations.

NOYER (FEUILLES DE)

PROPRIÉTÉS. — Tonique, stomachique, astringent.

Élixir vital de Quentin.

COMPOSITION. — A base d'extrait de feuilles de noyer phosphaté, de coca et de colombo.

Indications spéciales.— Scrofule, grossesse, allaitement, convalescence, crises de l'adolescence, suite des maladies éruptives (variole, rougeole, scarlatine), maladies des os et du sang, maladies de l'appareil digestif.

L'élixir sera toujours et sera pour tous un reconstituant autrement énergique, autrement agréable que l'huile de foie de morue, le quinquina et les préparations ordinaires de phosphate de chaux, puisque l'addition d'autres principes actifs en double la puissance et l'énergie.

Doses et mode d'emploi. — L'élixir vital de Quentin se prend au commencement ou à la fin du repas, à la dose d'un verre à liqueur pour l'*adulte*, et au nombre de trois ou quatre par jour, et on en donnera autant de cuillerées à entremets à l'*enfant*, suivant l'âge.

Quoique cet élixir soit aussi bien un aliment qu'un médicament, le médecin seul peut, suivant les cas, dépasser ce nombre.

Après quelques jours seulement de son emploi, l'appétit, la vigueur et l'entrain renaîtront, l'essoufflement diminuera et les malades reprenant courage se garderont bien d'interrompre une médication qui doit être longtemps et fidèlement continuée, puisqu'il s'agit ici de renouveler de fond en comble un tempérament maladif.

Élixir Aurier.

Composition. — A l'extrait de noyer iodo-phosphaté. 1 cuillerée à soupe contient :

Extrait de noyer	8	centigr.
Phosphate de chaux	10	—
Iode	3	—

Doses. — 1 cuillerée à soupe 3 fois par jour au moment des repas; *enfants :* 1 cuillerée à dessert.

Juglandine Ferrouillat.

Composition. — Principes actifs du noyer, du quassia, du quinium, associés à la médication iodo-glycéro-phospho-ferrée.

Indications spéciales. — Anémie, lymphatisme, tuberculose.

Doses. — Un verre à liqueur avant chaque repas, pour les *adultes,* 1/2 verre à liqueur pour les *enfants.*

Juglanrégine.

Composition. — A base d'extrait de noyer iodo-tannique phosphaté. Une cuillerée à bouche contient :

Iode	0,01
Extrait de noyer	0,20
Chlorhydrophosphate de chaux	0,20

Doses. — *Adultes :* 1 à 3 cuillerées à bouche par jour. *Enfants :* 1 à 3 cuillerées à café.

Autre Spécialité à base de Noyer.
Sirop de brou de noix iodo-tanné Chabenat.

OPOTHÉRAPIE

Capsules orchitiques Vigier.

Composition.— Elles renferment 20 centigr. de substance testiculaire.

Indications.— Neurasthénie, ataxie.

Doses. — 2 à 6 capsules par jour.

Capsules mamelliques Vigier.

Composition. — 0 gr. 25 centig. par capsule.
Indications spéciales. — Maladies des seins.
Doses. — 2 à 6 par jour.

Capsules ovariques Vigier.

Composition. — Elles représentent 20 centigr. de substance ovarienne.
Indications spéciales.— Aménorrhée, dysménorrhée.
Doses.— 2 à 6 capsules par jour.

Capsules pancréatiques Vigier.

Composition. — 50 centigr. par capsule.
Indications spéciales. — Diabète insipide, rachitisme, maladie d'Addison.
Doses.— 2 à 4 par jour.

Capsules de parotide Vigier.

Composition. — 0 gr. 20 centigr. par capsule.
Indications spéciales. — Diabète.
Doses. — 2 à 6 par jour.

Capsules prostatiques Vigier.

Composition. — 0 gr. 20 centigr. par capsule.
Indications spéciales. — Maladies de la prostate.
Doses. — 2 à 6 par jour.

Capsules surrénales Vigier.

Composition.— 5 centigr. par capsule.
Indications spéciales. — Diabète insipide, rachitisme, maladie d'Addison.

Capsules de thymus Vigier.

Composition. — 0 gr. 30 centigr. par capsule.

Indications spéciales. — Chlorose, aménorrhée, troubles de la croissance.

Doses. — 2 à 6 par jour.

Capsules de corps thyroïde Vigier.

Composition. — 10 centigr. par capsule.

Indications spéciales. — Obésité, myxœdème, goître.

Doses. — 2 à 6 par jour.

Capsules thyro-pancréatiques Beynet.

Composition. — Corps thyroïde et pancréatine. — Elles sont composées de telle façon qu'elles sont toujours bien supportées par l'estomac.

Doses. — 2 à 6 capsules par jour dans l'obésité.

Comprimés d'ovarine Couturieux.

Composition. — Dosés à 10 centigr.

Indications. — Ménopause, troubles menstruels.

Doses. — 4 à 8 par jour.

Dragées de pancréatine Paulay.

Doses. — 2 à 3 dragées à la fin de chaque repas.

Élixir de pancréatine Defresne.

Composition. — Chaque cuillerée à bouche contient 20 centigrammes de pancréatine.

Doses et mode d'emploi. — Il se prescrit à la dose de deux cuillerées à bouche après les repas.

Élixir eupeptique Tisy.

Composition. — Mélange de pancréatine, de diastase et de pepsine. Chaque cuillerée à bouche contient 30 centigrammes de diastase, 10 centigrammes de pepsine, 10 centigrammes de pancréatine.

Hépatine Bouty.

Indications spéciales. — Diabète, hémoptysies.

Doses. — 10 gr. par 24 heures ; délayer dans du bouillon tiède.

Liquide orchidien Petit.

Mode d'emploi. — Au moment de faire l'injection, on casse le col de l'ampoule ; on fait pénétrer l'aiguille de la seringue et on puise le liquide, en aspirant par le retrait du piston.

Liquide orchitique de Brown-Séquard.

Composition. — Extrait des testicules de taureau.

Indications spéciales. — Cancer, diabète, tuberculose.

Doses et mode d'emploi. — La dose moyenne est de 2 à 6 centimètres cubes par jour, en injections hypodermiques, après avoir aseptisé la région.

Liquide thyroïdien de Brown-Séquard.

Indications spéciales. — Myxœdème.

Doses et mode d'emploi. — Les mêmes que pour le *liquide orchitique.*

Médulline Bouty.

Composition. — 20 centigr. de moelle d'os de veau desséchée, correspondant à 1 gr. 20 de moelle fraîche.

Indications spéciales. — Lymphatisme.

Doses. — 1 dragée avant chaque repas.

Pancréatine Defresne en poudre.

Doses et mode d'emploi. — La dose est de trois à quatre cuillerettes de 20 centigr., avant chaque repas.

Pilules de pancréatine Defresne.

Composition. — Chaque pilule contient 20 centigrammes de pancréatine.

Doses et mode d'emploi. — De trois à cinq pilules, après chaque repas.

Sirop de pancréatine Defresne.

Indications spéciales. — Il convient aux enfants en bas âge, chez lesquels il assure la digestion du lait.

Doses. — Chaque cuillerée à bouche contient 1 gr. de pancréatine.

Suc testiculaire de Catillon.

Composition. — Préparé avec le testicule de taureau.

Indications spéciales. — Neurasthénie, ataxie.

Mode d'emploi. — Pour injections hypodermiques.

Tablettes du Liban.

Composition. — Extrait du poumon de chèvre, eucalyptol, formol, gomme de cèdres du Liban.

Tablettes de thyroïde Catillon.

Composition. — A 0 gr. 05 d'extrait.

Indications spéciales. — Myxœdème, goître.

Thyroïdine Aurès.

Indications spéciales. — Obésité, myxœdème, goître.

Doses. — *Comprimés :* 2 à 10 par jour.

Thyroïdine Bazin.

Composition. — *Extrait fluide* dont 1 cuillerée à café correspond à 30 centigrammes de l'organe frais.

Comprimés : 1 à 30 centigr. de l'organe ; 1 à 4 par jour.

OPOTHÉRAPIE

Comprimés d'iodothyrine Bayer.

Composition. — *Les comprimés d'iodothyrine Bayer* renferment seuls en proportion définie et uniforme le principe actif de la glande thyroïde,isolé par Baumann.

Seuls, ils permettent un dosage régulier, un traitement méthodique et possèdent une valeur thérapeutique constante.

Indications. — Les comprimés d'Iodothyrine Bayer sont indiqués contre le *goître*, le *myxœdème*, les *fibrômes*, les *troubles menstruels*, etc., et pour combattre l'*obésité*, en permettant de supprimer tout régime alimentaire et corporel. Une communication récente à l'Académie de médecine a démontré l'efficacité de l'iodothyrine dans les affections dites rhumatismales : rhumatisme chronique, goutte, glycosurie, *artério-sclérose*, troubles vaso-moteurs et trophiques des extrémités, sclérodermie, etc.

Doses. — Inoffensifs à la condition de varier la dose suivant la tolérance du malade. On commence par un seul comprimé et on augmente d'un comprimé tous les deux jours.

Bonbons thyroïdiens Moncour.

Doses. — 1 à 4 par jour, pour les *enfants*.

Extrait hépatique Moncour.

Doses. — 1 dose par jour.

Hématopoiétine.

Composition. — Bromo-fer, 10 centigrammes, et extraits organiques des glandes hématopoïétiques, 50 centigrammes par cuillerée à soupe.

Doses. — 1 à 3 cuillerées à soupe par jour au milieu des repas, pendant la quinzaine qui suit les règles.

Nectrianine du Dr Bra.

Indications spéciales. — Néoplasme, cancer.

Mode d'emploi. — Injections hypodermiques.

Néphrine Bouty.

Indications spéciales. — Néphrite.

Doses. — 3 dragées dans les 24 heures, une demi-heure avant les repas.

Ovaradène Knoll.

Composition. — Principe actif de la substance ovarienne, mélangé avec du sucre de lait.

1 gr. équivaut à 2 gr. d'ovaires frais.

Indications spéciales. — Troubles de la menstruation.

Doses. — 1 à 2 gr. par jour.

Ovigénine Bouty.

Composition. — 12 centigr. d'ovaires de génisse desséchés, correspondant à 80 centigr. d'ovaires frais.

Indications spéciales. — Ménopause.

Doses. — 1 dragée avant chaque repas.

Panglandine.

Composition. — Extrait rationnel de toutes les glandes à sécrétions internes.

Indications spéciales. — Misère physiologique, obésité, goître, anémie, épuisements nerveux.

Doses. — 0,50 centigr. à 2 gr.; soit 5 à 10 comprimés de panglandine lactosée à 20 centigr., aux repas.

Pilules hépatiques du Dr Eckman.

Indications spéciales. — Lithiase biliaire, coliques hépatiques.

Doses. — 6 par jour, avant les repas.

Poudre ovarienne Moncour.

Doses. — 1 à 3 sphérulines par jour.

Poudre surrénale Moncour.

Doses. — 3 à 6 sphérulines par jour.

Séquardine Bouty.

Indications spéciales. — Faiblesse.

Doses. — 1 dragée avant chaque repas.

Sirop de pulmonine Bouty.

Composition. — 20 centigr. de poumons desséchés correspondant à 1 gr. 50 de poumons frais.

Indications spéciales. — Tuberculose.

Doses. — 4 cuillerées dans les 24 heures, soit pur, soit dans du lait tiède. Six dragées par 24 heures.

Sphérulines thyroïdiennes Moncour.

Doses. — 1 à 6 par jour, pour les *adultes*.

Tablettes d'ovarine Chaix.

Indications spéciales. — Ménopause, troubles menstruels.

Tablettes de thyroïde Chaix et Remy.

Composition. — Corps thyroïde, retiré d'un mouton fraîchement tué.

Indications spéciales. — Myxœdème, psoriasis, lupus, goître.

Tablettes de thyroïde Couturieux.

Composition. — Dosées à 5 centigrammes.
Indications spéciales. — Obésité, goître.
Doses. — 2 à 5 par jour.

Thymine Defresne.

Composition. — Principe actif du thymus d'agneau.
Indications spéciales. — Chlorose.

Thyradène Knoll.

Composition. — A base d'extrait de corps thyroïde 1 gr. équivaut à 2 gr. de glandes fraîches.
Indications spéciales. — Goître, myxœdème.
Doses. — 15 à 30 centigrammes par prise; 1 gr. à 1 gr. 50 par jour.

Thyroglandine.

Composition. — Capsules à enveloppe de gluten contenant 10 centigr. de corps thyroïde.

Thyroïdine Bouty (Glandothyrine).

Composition. — 10 centigr. de glandes desséchées représentent 70 centigr. de glandes fraîches.
Indications spéciales. — Obésité, myxœdème, goître, affections cutanées.
Doses. — 2 dragées le matin au lever.

Thyroïdine Flourens.

Composition. — Chaque pastille contient 20 centigr. de corps thyroïde frais et les pilules 5 centigr.
Indications spéciales. — Obésité, goître, myxœdème.
Doses. — *Pastilles : adultes*, 2 à 5 par jour; *enfants* 1 à 2.
Pilules : adultes, 8 à 20; *enfants*, 1 à 8.

OPIUM

Propriétés et indications. — Voy. Morphine.

Pilules calmantes de Descayrac.

Composition. — Chaque pilule contient :

Extrait thébaïque	0,02
Extrait de jusquiame	0,01

Doses. — De 1 à 3 par jour.

ORTHOFORME

Produits ortho à l'orthoforme Malleval.

L'orthoforme Malleval est un précieux analgésique antiseptique, d'un effet sûr et durable, absolument dénué de toxicité.

Comprimés ortho à l'orthoforme Malleval.

Indications. — Affections de la bouche, de la gorge, de l'estomac.

Poudre et Pommade ortho.

Mode d'emploi. — Pansements.

Suppositoires et ovules, crayons ortho à l'orthoforme Malleval.

Orthoforme Creil.

Indications spéciales. — Plaies, crevasses du sein.

Doses. — 1° *Usage externe.* Poudre, solution, pommade, 10 à 20 p. 100.

2° *Usage interne.* 1 gr., 3 fois par jour.

Pastilles Chevrier.

Indications spéciales. — Maux de gorge.

OSTÉINE

Ostéine Mouriès.

Composition. — Protéinophosphate calcique.

Indications spéciales. — Alimentation des enfants.

OUATE

Thermogène.

Composition. — Ouate révulsive, s'applique soit à l'état sec, soit à l'état humide (eau tiède).

Indications spéciales. — Arthrites, névralgies, lumbagos.

Mode d'emploi. — Faire bien adhérer l'ouate à la peau par un pansement.

OXYGÈNE

Eau oxygénée médicinale du Dr Baldy.

Indications spéciales. — 1° *Usage externe :* Plaies, ulcères variqueux. — 2° *Usage interne :* Albuminurie, glycosurie.

Mode d'emploi et doses. — S'emploie coupée avec moitié d'eau, pour les plaies et blessures, en pansements ; à la dose de 1 à 2 cuillerées à soupe par verre d'eau, pour les injections et lotions.

A l'*intérieur*, à la dose de 2 à 3 cuillerées à café par jour, dans un peu d'eau.

Oxygène Lavigne.

Composition. — Oxygène extrait de l'eau distillée par l'électrolyse.

Solution Lavocat.

Composition. — Le sulfate d'oxyde nitrique est la base de ce médicament.

Indications spéciales. — Diabète sucré, anémie et chlorose, affections de l'estomac, dyspepsies flatulentes pyrosiques (hypochlorhydrie).

Doses. — Une cuillerée à soupe à chaque repas, dans un verre d'eau et de vin, en mangeant.

PAMBOTANO

Indications. — Fièvres paludéennes.

Élixir de Pambotano de Midy.

Composition. — A base de pambotano.

Doses et mode d'emploi. — A prendre dans une tasse d'eau chaude ou de thé chaud et sucré.

PANSEMENTS

Crêpe Velpeau.

Composition. — Tissu élastique sans caoutchouc, qui contient du coton et de la laine dans des proportions variables, selon que la chaleur est ou n'est pas nécessaire.

Indications spéciales. — Rhumatismes, goutte, foulures, contusions.

PAPAÏNE

Propriétés. — Dissout la fibrine, même dans un milieu neutre.

Indications. — Dyspepsies.

Papaïne Trouette-Perret.

Composition. — Extraite du *Carica Papaya* ou papayer commun, arbre des Moluques, propagé dans les Indes et aux Antilles, dont la tige donne un suc laiteux, amer, très riche en substances azotées, coagulables. Quelques gouttes de ce suc, mises dans l'eau, attendrissent les viandes dures qu'on y fait séjourner pendant 8 à 10 heures.

Indications spéciales. — Les mêmes que celles de la pepsine : Dyspepsies, gastrites, entérite, lientérie, athrepsie.

Doses. — *Sirop:* 1 cuillerée à bouche aux repas. — *Élixir :* 1 verre à liqueur aux repas. — *Cachets ;* 2 cachets après le repas.

PAULLINIA

Indications. — Migraines, névralgies.

Cachets Moisan.

Composition. — A base de paullinia valériané.

PAUSODINE

Elixir Pausodine à la Quinine bétolée et à la Coca-Théine.

Mode d'action. — N'agit pas comme curatif, mais produit, en raison de ces composants diffusibles et antiseptiques, un arrêt instantané de tous les accidents, par la neutralisation des toxines entraînées dans la circulation et par son action stimulante immédiate sur le système nerveux.

Doses et mode d'emploi. — De 1 à 2 cuillerées à potage, d'un seul trait, dans un peu d'eau; 10 minutes après, lavement fortement purgatif qui débarrasse l'intestin de la plus grande partie des toxines qui y sont accumulées. On reprend ensuite une médication appropriée.

PECTORAUX

Indications. — Rhumes, bronchites simples et grippe.

Pate et Sirop de Pierre Lamouroux.

Composition. — A base de principes mucilagineux et expectorants.

Doses et mode d'administration. — *Pate.* — 5 à 6 tablettes par jour.

Sirop. — Ce sirop doit être administré deux heures avant ou après les repas. Le délayer dans deux ou trois fois autant de lait chaud ou d'infusion chaude de violettes, fleurs d'oranger, etc.

4 à 6 cuillerées à bouche par jour aux *adultes;* 4 à 6 cuillerées à dessert par jour aux *enfants de 4 à 12 ans;* 4 à 6 cuillerées à café par jour aux *enfants de 2 à 4 ans.*

Pâte et Sirop de Nafé.

Composition. — Préparés avec le nafé.

Mode d'emploi. — *Sirop :* délayer une cuillerée à soupe de sirop dans un verre d'eau chaude ou de lait chaud, le matin à jeun, ou le soir en se couchant.

Pâte : employée seule ou avec le sirop.

Pâte pectorale balsamique Regnault.

Composition. — Voici la formule :

Quatre fleurs	500
Gomme arabique	3.080
Teinture de tolu	24
Eau	1.500
Sucre	2.500

Pâte pectorale de Vée.

Composition. — Contient des espèces pectorales, de l'eau distillée de laurier-cerise, de l'extrait d'opium.

Doses. — 20 à 160 grammes.

Pectoraux Lebeault.

Composition. — Aux fruits béchiques.

Doses. — *Pâte :* 4 à 12 morceaux.

Sirop : 5 à 6 cuillerées à bouche pour les *adultes*, 5 à 6 cuillerées à café pour les *enfants*, dans du thé ou du lait.

Sirop antiphlogistique de Briant.

Composition. — Voici la formule :

Fruits pectoraux	60 grammes
Fleurs pectorales	8 —
— de coquelicots	4 —
Gomme arabique	90 —
Mucilage de racine de guimauve	60 —
— de graine de lin	30 —
Eau de fleurs d'orangers	60 —
Sucre et eau	Q. S.

pour 1000 de sirop.

Sirop Clérambourg-Delondre.

Doses et mode d'emploi. — Se prend toujours par cuillerées, une heure avant les repas :

De *1 an à 2 ans*, une cuillerée à café le matin ; de *2 à 3 ans*, une cuillerée à café, le matin et le soir ; de *4 à 6 ans*, 3 cuillerées à café dans la journée ; de *7 à 10 ans*, une demi-cuillerée à soupe le matin et le soir ; de *10 à 15 ans*, une cuillerée à soupe le matin et une demie le soir ; *adultes*, 3 cuillerées à soupe dans la journée.

Autre Pectoral.

Sirop d'escargot de Mure.

PÉLAGINE

Elixir analgésique Pausodun à la Coca-théine.

Agit sur le système nerveux, notamment sur le bulbe, par ses composants essentiellement diffusibles en même temps que par la cocaïne et la théine; ses effets sont extrêmement rapides sur les réflexes de l'estomac.

Primitivement employée exclusivement contre le mal de mer, son action était subordonnée, en temps que *préventif*, à des causes diverses, imprévues, telles que l'état du passager au moment de l'embarquement, la proximité des repas, etc.

Comme *curatif*, l'action est toujours sûre, à *la condition que le remède pénètre dans l'estomac.*

A terre, dans les ascensions, contre le *mal de montagne*, une dose prise au moment du départ ou à proximité de l'altitude où les malaises sont ordinairement ressentis, donne un résultat absolument certain. (*Expériences du Mont-Blanc*).

Il en est de même du *vertige* qu'un grand nombre de personnes éprouvent en voiture ou en chemin de fer, une seule dose, qu'on peut au besoin répéter un peu plus tard, suffit.

Enfin elle a été employée régulièrement avec succès à l'Hospice de la Maternité, contre les *vomissements incoercibles* de la grossesse.

Doses. — Contre *le mal de mer :* une ou 2 mesures ou cuillerées à soupe, pures ou dans un peu d'eau, au moment de l'embarquement et toujours à un petit intervalle du repas. Si l'on éprouve déjà quelque malaise de l'estomac, le vomissement se produira inévitablement, mais pour peu que le produit soit ingéré, les contractions de l'estomac sont beaucoup moins douloureuses. Se tenir étendu ou couché et prendre une 1/2 dose de temps à autre. Comme *curatif*, une dose dans un moment d'accalmie après que l'estomac est complètement débarrassé.

Généralement, à cette période des malaises, dès qu'un liquide quelconque arrive à l'arrière-gorge, il se produit une contraction qui le fait rejeter.

Il est donc indispensable que la dose soit renouvelée

jusqu'à ce que le liquide pénètre dans l'estomac. Toute la difficulté réside là.

PELLETIÉRINE

Propriétés. — Tænifuge.

Elixir et Granules de pelletiérine Tanret.

Composition. — Alcaloïde extrait de l'écorce de grenadier.

Doses et mode d'emploi.— 1° *Granules*.– *Adultes :* 60 granules; *enfants :* 20, 30 ou 40 granules.

2° *Elixir*. — *Adultes :* 60 centigrammes: *enfants* : 20 ou 30 centigrammes. Prendre la dose tout entière dans l'espace d'une demi-heure; quelques heures après, administrer un purgatif.

PEPSINE

Propriétés. — En présence d'acide chlorhydrique, elle peptonise les albuminoïdes.

Indications. — Hypopepsie, catarrhe chronique de l'estomac. Dyspepsie par atonie des organes et insuffisance des sécrétions gastrique et intestinale.

Bi-capsules Josset.

Composition. — Pepsine, maltine, pancréatine.

Doses. — Une capsule après chaque repas.

Champagne eupeptique.

Composition. — Vin de champagne pepsinisé à 1 gr. par flûte.

Doses. — Une flûte après chaque repas.

Chloridia Duflot.

Composition. — Pepsine, chlorhydro-cocaïne chloroformique.

Indications spéciales. — Dilatation, gastralgie.

Doses et mode d'emploi. — Une cuillerée à café dans un 1/4 de verre d'eau, au commencement du repas.

Diapeptine granulée de Saint-Marc.

Composition. — Pepsine, pancréatine, diastase, extrait fluide de noix de kola, coca.

Doses. — 2 à 3 cuillerées à café, après chaque repas.

Digestif Auguet.

Composition. — Granulé de pepsine, maltine, pancréatine.

Digestif du Dr Clin.

Composition. — A base de pepsine et de pancréatine.

Doses. — 1 verre à liqueur à chaque repas.

Digestif du Dr Fleurot.

Composition. — Pepsine, acide chlorhydrique.

Indications spéciales. — Dyspepsies, gastralgies.

Elixir Bertrand.

Composition. — Pepsine chlorhydrique, maté, quina et coca.

Mode d'action. — Toni-digestif.

Elixir Gras.

Composition. — Pepsine, diastase, pancréatine.

Doses. — Une cuillerée à bouche au milieu ou à la fin des repas.

Elixir et Pilules Grez.

Composition. — Préparation chlorhydro-pepsique, renfermant des amers et des ferments digestifs.

Doses et mode d'emploi. — *Adultes;* 1 verre à liqueur à chaque repas ; *enfants :* 1 à 2 cuillerées à dessert.

On peut remplacer l'élixir par les pilules, à la dose de 2 à 3 à chaque repas.

Elixir Houdé.

Composition. — Chlorhydrate de cocaïne et pepsine.

Par 20 grammes, il y a 2 centigrammes de chlorhydrate de cocaïne et 50 centigrammes de pepsine.

Indications spéciales. — Vomissements incoercibles.

Doses et mode d'emploi. — Un petit verre à madère, après les principaux repas et au moment des crises.

Elixir de Mialhe.

Composition. — Une cuillerée contient, en dissolution, la dose de pepsine nécessaire à la digestion d'un repas.

Doses et mode d'emploi. — *Adultes*, une cuillerée à bouche ; *enfants*, une cuillerée à café après le repas.

Elixir Virenque.

Composition. — Pepsine, diastase.

Pepsine extractive	20
Diastase pure	5
Pancréatine	20
Eau distillée	100
Vin muscat	400
Sirop	400
Alcool à 80	60

Chaque cuillerée à soupe renferme 40 centigr. de pepsine, 40 de diastase, 40 de pancréatine.

Doses. — *Adultes :* 1 à 2 verres à liqueur à chaque repas (avant ou après).

Enfants : une cuillerée à bouche ou à dessert, selon l'âge.

Eupeptique Monavon.

Composition. — Chaque cuillerée à bouche contient :

Pepsine	0 gr. 50
Diastase	0 — 20
Kola privée de tannin pour ne pas précipiter la pepsine	0 — 40
Cocaïne	0 — 005

Indications spéciales. — Vomissements de la grossesse.

Gastro-Peptine.

Composition. — Chaque cuillerée à café contient :

Pepsine extractive	0 gr. 25
Diastase	0 — 15
Pancréatine	0 — 15
Magnésie calcinée	0 — 25
Rhubarbe	0 — 15
Noix vomique pulvérisée	0 — 01
Lactate de fer	0 — 02

Doses. — 2 à 4 cuillerées à café, au commencement des deux principaux repas.

Gouttes ferrugineuses Lepère.

Composition. — A base de citro-peptonate de fer.

Indications spéciales. — Anémie, chlorose.

Mode d'emploi et doses. — X gouttes, dans un peu d'eau, avant chaque repas.

Pastilles Bouty.

Composition. — Pepsine, cocaïne et diastase.

Doses. — 3 pastilles, après chaque repas.

Pepsidia.

Composition. — Soluté chloroformique de pepsine acidulée.

Doses. — Une cuillerée à café dans un peu d'eau avant chaque repas.

Pepsine Boudault.

Composition. — Elle peptonise 50 fois son poids.

Mode d'emploi. — Elle se prépare sous forme de *vin* et d'*élixir*.

Perles de Chapoteaut.

Composition. — Pepsine dialysée, renfermée dans de petites perles solubles, transparentes.

Indications spéciales. — Migraine, maux de tête, gastralgies.

Doses et mode d'emploi. — 2 perles, prises après les repas.

Pilules de pepsine de Hogg.

Indications spéciales. — Dyspepsie.

Doses. — 1 à 2 pilules par jour.

Poudre digestive Royer.

Composition. — Pepsine, pancréatine, sous-carbonate de bismuth.

Indications spéciales. — Affections gastro-intestinales.

Doses. — 1 cuillerée à café de poudre à chaque repas ou 1 cachet.

Sirop de pepsine Besson.

Doses. — Une cuillerée à soupe, au commencement de chaque repas.

Tri-digestif J. Paquignon.

Composition. — Un verre à liqueur contient : 0 gr. 05 de diastase, 0 gr.05 de pancréatine et 0 gr. 10 de pepsine pure.

Doses. — Un verre à liqueur à la fin de chaque repas.

Tridigestine Dalloz.

Composition. — Mélange en proportions égales de pepsine, diastase, pancréatine.

Doses. — 1 cuillerée à café à chaque repas dans un peu d'eau ; 1 cuillerée à café contient 10 centigrammes de pepsine, 10 centigr. de diastase, 10 centigr. de pancréatine.

Vin de Chassaing à la pepsine.

Composition. — Contient de la pepsine et de la diastase.

Doses et mode d'emploi. — Un verre à madère, avant chaque repas.

Vin Durand.

Composition. — Diastase combinée avec la cinchonine et le manganèse.

Doses et mode d'emploi. — Un verre à madère après les repas.

Vin Guérin.

Composition. — Pepsiphosphaté.

PEPTONE

INDICATIONS. — Gastrites de toutes natures.

Élixir alimentaire Ducro.

Voy. *Viande crue.*

Élixir antineurasthénique de Robin.

COMPOSITION. — A base de peptone, de glycérophosphate de chaux et de noix de kola.

INDICATIONS SPÉCIALES. — Anémies, maladies nerveuses, albuminurie, constipation.

Élixir Chatrousse.

COMPOSITION. — A base de peptone ferrugineuse.

Elixir, Sirop, Vin de Peptone Defresne.

COMPOSITION. — La peptone Defresne contient 25 p. 100 de peptone sèche, 4 p. 100 d'azote.

DOSES ET MODE D'EMPLOI. — 1° *Liquide.* — Elle se prescrit à la dose de 1 à 2 cuillerées à bouche, deux fois par jour, dans un peu d'eau tiède et salée.

En lavement, 2 cuillerées à bouche à la fois, dans 8 cuillerées d'eau tiède, contenant 25 centigrammes de bicarbonate de soude et III à V gouttes de laudanum de Sydenham.

2° *Poudre.* — Elle se prescrit à doses quatre fois plus faibles que à l'état liquide, soit 20 grammes par jour dans les cas ordinaires et 40 grammes par jour dans les cas graves.

Élixir de Peptone Petit.

COMPOSITION. — Cet élixir contient :

Alcool à 95°	10	grammes
Sucre	25	—
Peptone	5	—
Vin de Frontignan	40	—
Eau	20	—

20 grammes contiennent 1 gramme de peptone.

Indications spéciales. — Anémie.

Hématine Buquet.

Composition. — Capsulines pepto-rhéo-colombo-quina-magnéo-ferrugineuses.

Hémopeptone Pluszeski.

Composition. — Un verre à liqueur représente 50 grammes de viande de bœuf.

Indications spéciales. — Anémie, convalescence.

Pepto-fer du Dr Jaillet.

Composition. — A base de chloropeptonate de fer.

Doses.— Un verre à liqueur après les repas.

Pepto-gaïacol Jeannon.

Composition. — Chaque cuillerée à bouche contient :

Viande peptonisée	20	grammes.
Gaïacol cristallisé	20	centigr.
Chlorhydrophosphate de chaux	20	—

Indications spéciales. — Tuberculose.

Doses. — 2 à 5 cuillerées par jour.

Peptonate de fer Robin.

Composition. — Produit de la combinaison du principe nutritif de la viande avec le fer.

Doses. — X à XXX gouttes par repas, sous forme de vin (un verre à liqueur avant ou après chaque repas, pur ou étendu d'eau) ou sous forme d'élixir.

Peptonate de mercure.

Mode d'emploi. — Pour injections hypodermiques.

Peptone Catillon.

Doses et mode d'emploi. — Se prépare en solution, en poudre, en vin, en sirop et en élixir.

1° *Solution.* — On l'administre en lavement nutritif :

Peptone........................	2	cuillerées.
Eau...........................	125	gr.
Laudanum......................	III	gouttes.
Bicarbonate de soude............	0	gr. 30

2° *Poudre.* — Une cuillerée à café représente 1 cuillerée à soupe de solution et 45 grammes de viande.

3° *Vin.* — Un verre à madère contient 30 grammes de viande, 0 gr. 40 de phosphates de chaux, fer, potasse et soude.

Peptone Chassaing.

Composition. — La peptone sèche représente 8 fois son poids de viande fraîche ; la peptone liquide représente 2 fois son poids de viande fraîche.

Indications spéciales. — Anémie, chloro-anémie.

Peptone Collas.

Composition. — Préparée avec la pepsine Boudault, sous forme d'une poudre légère, soluble dans l'eau, le bouillon et le vin.

Peptone Cornélis.

Composition. — Ce produit est le résultat de la digestion artificielle de la viande de bœuf.

Il représente 10 fois son poids de viande de bœuf maigre. Il ne renferme que 5 p. 100 de matières minérales, 5 p. 100 d'eau, et 90 p. 100 de matières albuminoïdes.

Doses et mode d'emploi. — La dose ordinaire est de 3 cuillerées à bouche par jour, une le matin, une à midi et une le soir pour les *adultes*.

Aux *enfants*, on ne donnera que 3 cuillerées à dessert. Aux *jeunes enfants*, on réduira la dose à 2 cuillerées à café.

Peptone Vassal.

Composition.— Sèche, sans odeur, agréable au goût. Elle représente 16 fois son poids de viande digérée; le meilleur et le plus puissant des reconstituants connus.

Indications spéciales.— Elle est tout indiquée dans la phtisie, dans les cas de débilité de toute nature.

Doses. — 3 cuillères à soupe par jour dans le potage ou dans le vin de malaga ou grogs.

Vin Bayard.

Composition. — A base de peptone phosphatée.

Doses. — 2 à 3 verres à liqueur par jour.

Vin Duvallet.

Composition. — Peptonate de fer glycéro-phosphaté, quinquina, coca, kola, cacao.

Vin de peptone de Chapoteaut.

Composition. — Chaque verre à bordeaux contient 10 grammes de viande de bœuf digérée par la pepsine.

Doses. — 1 ou 2 verres à bordeaux, après les repas.

Vin Saint-Germain.

Composition. — Pepto-iodo-phosphaté. Noix de kola fraîche, peptone, coca, quinium.

Spécialités diverses à base de peptone.

Peptone Albert Roger. — Peptone Feder. — Peptone de viande de la Cie Liebig.

PÉTRÉOLINE

Pétréoline Lancelot.

Composition. — Mélange naturel d'hydrocarbures solides et liquides.

Mode d'emploi. — Excipient des pommades, remplaçant le cérat dans le pansement des vésicatoires et des plaies. Succédané du beurre de cacao et du suif dans la préparation des suppositoires.

PÉTROLE

Capsules Gardy.

Composition. — A base de pétrole (huile de Gabian).
Indications spéciales. — Catarrhe des vieillards.
Doses. — 2 à 4 capsules avant chaque repas.

PÉTROSÉLINE

Indications.— Maladies des femmes ,dysménorrhée, règles irrégulières et douloureuses.

Hémagène Tailleur.

Composition. — A base de pétroséline mentholée, sous forme de dragées.

PHÉNATE D'HYDRARGYRE

Indications. — Syphilis.

Granules du Dr Mayer.

Doses. — Un granule avant chaque repas.

PHÉNÉDINE

Indications. — Migraines, névralgies.

Phénédine Pelisse.

Mode d'emploi. — Préparée sous forme de dragées et de cachets.

PHÉNIQUE (ACIDE)

Propriétés. — Antiseptique, antiputride, antipyrétique, abaisse la température chez les fébricitants.

Indications. — Antisepsie chirurgicale, bronchites fétides et gangrène pulmonaire.

Pâte pectorale phéniquée du Dr Henry.

Doses. — 10 morceaux par jour.

Phényl-glycol du Dr Henry.

Composition. — Solution chimiquement pure d'acide phénique pour l'usage externe.

Indications spéciales. — Acné, brûlures, dartres.

Sirop phéniqué du Dr Henry.

Composition. — Titré à 10 centigr. d'acide phénique par cuillerée à soupe.

Doses. — 3 à 4 cuillerées à soupe par jour.

Sirop phéniqué de Vial.

Doses. — *Adultes :* 2 à 3 cuillerées à dessert par jour ; *enfants :* 2 à 3 cuillerées à café.

Sirop Friant.

Composition. — Acide phénique bromoformé.

Doses. — *Enfants :* 2 à 10 cuillerées à café ; *adultes :* 2 à 5 cuillerées à soupe.

INDICATIONS SPÉCIALES. — Rougeole, scarlatine, coqueluche.

Spécialités diverses à base d'acide phénique.

Sirop carbolique du Dr Vialle. — Sirop Jane bromoformophéniqué. — Tablettes phéniquées du Dr Quesneville.

PHÉNOL-BOBŒUF

INDICATIONS SPÉCIALES. — Antiseptique et antiépidémique. — Désinfectant hygiénique.

MODE D'EMPLOI. — *Savon Bobœuf*, préservatif de la contagion. — *Dentifrice Bobœuf*, hygiène de la bouche et conservation des dents. — *Eau Bobœuf* (eau de Cologne antiseptique) indispensable pour l'hygiène de la toilette, s'emploie en pulvérisations; l'eau Bobœuf assainit et purifie l'air.

PHOSPHATE DE CHAUX

PROPRIÉTÉS. — Accélère la nutrition, reconstituant du tissu osseux.

INDICATIONS. — Rachitisme, ostéomalacie, phtisie pulmonaire, maladies par ralentissement de la nutrition.

Solution des Frères Maristes.

COMPOSITION. — A base de phosphate de chaux.

INDICATIONS SPÉCIALES. — Bronchites, phtisie, scrofule, débilité générale, ramollissement et carie des os.

MODE D'ACTION. — Apéritif efficace.

DOSES ET MODE D'EMPLOI. — A chaque repas, 2 cuillerées à bouche dans du vin ou de l'eau sucrée pour un *adulte* et 2 cuillerées à café pour un *jeune enfant*. Le médecin peut augmenter ou diminuer ces doses, suivant les cas.

Chocolat phosphaté Fénéon.

Composition.— 50 centigr. de phosphate bicalcique cristallisé par croquette.

Fondants phosphatés Blondin.

Composition.—Médication basée sur l'association des phosphates.

Miel phosphaté Mairet.

Composition. — Préparation à base de bi-phosphate de chaux cristallisé et de miel des Alpes.

Phosphate bicalcique cristallisé Fénéon.

Mode d'emploi. — Se prend dans le lait ou le potage, sans en changer l'aspect ni le goût.

Phosphate de chaux assimilable de Paul Thibault.

Composition.— A base de phosphate bibasique neutre assimilable.

Doses.— *Enfants :* 2 cuillerées à café par jour dans du lait, du chocolat; *adultes :* 2 cuillerées à bouche par jour.

Phosphate de chaux iodo-tannique Gauraz.

Indications spéciales. — Bronchite, anémie, rachitisme. Succédané de l'huile de foie de morue.

Phosphate de chaux soluble de Pommier.

Doses. — 1 cuillerée à soupe ou à dessert ou à café, selon l'âge.

Phosphate gélatineux Leroy.

Composition. — Sans trace d'acide. Une cuillerée à soupe contient 3 grammes de phosphate gélatineux.

Indications spéciales. — Dentition, croissance.

Phosphatine Falières.

Composition. — Une cuillerée à bouche contient 25 centigrammes de phosphate de chaux.

Indications spéciales. — Convient aux enfants au moment du sevrage, aux femmes enceintes, aux vieillards et aux convalescents.

Phosphatose Vaudin.

Composition.— Phosphate de chaux physiologique complètement assimilable.

Doses.— *Adolescents:* 2 à 4 cuillerées à café par jour; *enfants:* 1 à 2 cuillerées à café par jour, délayées dans du lait.

Polyphosphate Jacques.

Composition. — Chaque cuiller à potage contient 50 centigrammes de glycérophosphate de chaux, de soude et de potasse.

Sirop et Vin de Barbarin.

Composition. — Phosphate de chaux monocalcique cristallisé et coca : sirop au 30e, vin au 60e.

Sirop de T. Gras.

Composition. — Préparation au phosphate de chaux gélatineux.

Indications spéciales. — Phtisie, bronchites, convalescence.

Sirop et Solution Reinvillier.

Composition. — Contiennent du phosphate de chaux gélatineux.

Doses. — 1 cuillerée à bouche à chaque repas; 3 gr. de phosphate de chaux assimilable par cuillerée à bouche.

Solution Bruno.

Composition. — Une cuillerée à soupe renferme 50 centigrammes de biphosphate de chaux cristallisé.

Doses. — 2 cuillerées à soupe par jour, dans un peu d'eau ou de vin.

Solutions phosphatées Henry Mure et produits glycéro-phosphatés granulés.

Composition. — 1 gramme de phosphate calcaire et 1 milligr. d'arséniate de soude par cuillerée à bouche.

Indications spéciales. — Rachitisme, épuisement nerveux, cachexies scrofuleuses et paludéennes, *phtisie*.

Doses et mode d'emploi. — 3 à 4 cuillerées à potage par jour dans de l'eau vineuse ou sucrée, pendant les repas. La solution créosotée et arséniée se prend de préférence dans de l'eau sucrée aromatisée au café.

Vin glyco-phosphaté Langlebert.

Composition. — Solution de glycérino-phosphate de chaux, à la dose de 1 gramme de substance active par verre à liqueur.

Indications spéciales. — C'est le plus énergique des reconstituants pour accélérer la nutrition générale; il assure un développement normal pendant la croissance.

Doses et mode d'emploi. — Un verre à liqueur, avant ou après les repas.

Vin tri-phosphaté de Catillon.

Composition. — A base de phosphates de chaux, de potasse et de soude, de glycérine et de quinquina. Un verre à liqueur contient 0 gr. 60 des trois phosphates

Spécialités diverses à base de phosphate de chaux.

Biphosphate Odet. — Crème Macquaire.

PHOSPHATE DE CRÉOSOTE

Capsules Auguet.

Composition. — Phosphate de créosote et baume de tolu.

Capsules Clin au phosphotal.

Composition. — Phosphite neutre de créosote dans une enveloppe de gluten. Chaque capsule est dosée à 20 centigr. de phosphotal.

Doses. — 4 à 12 capsules par jour aux repas.

Emulsion Clin au phosphotal.

Composition. — 50 centigr. de phosphotal par cuillerée à café.

Doses. — 2 à 6 cuillerées à café par jour, dans 1/2 verre de lait tiède.

Phosote Brisonnet.

Composition. — Phosphate de créosote.

Indications spéciales. — Phtisie.

Mode d'emploi. — 10 gr. dans 140 gr. d'huile de foie de morue; chaque cuillerée à bouche contient 1 gr. de créosote.

PHOSPHATE DE FER

Indications.— Suites d'influenza, chlorose.

Biogaïacol.

Composition.— Phosphate de gaïacol.

Doses. — 1 à 6 pilules par jour, aux repas.

Biphosphate de fer et de chaux de Tréhyou.

Composition. — Biphosphate de fer et de chaux; une cuillerée à bouche représente 60 centigrammes.

Mode d'emploi. — En solution, en sirop, en élixir.

Dragées, Pilules, Sirop, et Vin de E. Robiquet.

Composition. — Dans ces préparations, *le fer est chimiquement dissimulé*, et il devient insensible à la plupart des réactifs chimiques.

Indications spéciales. — Anémie, chlorose, flueurs blanches, menstruation insuffisante, irrégulière.

Doses et mode d'emploi. — La dose ordinaire des pilules est de 4 à 6 par jour, suivant l'âge. Quelle que soit la forme sous laquelle on administre le pyrophosphate de fer, il ne faut pas le prendre à jeun, mais au commencement des repas.

Le *sirop* convient pour les enfants, le *vin* pour les personnes qui se lassent de la saveur sucrée, et enfin les *pilules* ou les *dragées* pour celles qui se traitent en voyage.

Phosphate de fer de Leras.

Composition.— Pyrophosphates de fer et de soude.

Mode d'emploi.— Solution ou sirop.

Doses.— 1 cuillerée à bouche contient 20 centigr. de pyrophosphate.

Roburine.

Composition.— Phosphates de fer et de quinine.

Indications spéciales. — Neurasthénie.

Doses. — Une cuillerée à café avant chaque repas.

Tonique Fougerat.

Composition. — Phosphate de fer, kola, coca, paopareiro, cacao.

Doses.— 1° *Liquide.* — *Enfants* : 1 cuillerée à café; *adultes* : 1/2 verre à liqueur, 2 fois par jour, après les repas.

2° *Granulé.—Enfants :* 1/2 cuillerée à café; *adultes:* 1 cuillerée à café.

Vin Brunot.

Composition. — Phosphate, kola, coca, cacao, oranges amères, vin de bordeaux.

PHOSPHO-CINNAMATE

Cinnamol du Dr Pierrhugues.

Phospho-cinnamate de soude et de chaux.

Composition.— Produit à base de sels de soude et de chaux des éthers phosphoriques des acides cinnamiques.

Indications spéciales. — Affections des voies respiratoires, tuberculose, bronchites.

Mode d'action. — Tolérance parfaite. Antisepsie pulmonaire.

Doses et mode d'emploi. — Sous la forme de *capsules :* de 6 à 12 par jour ; sous la forme de *granulé* 3 cuillerées à café; ou *d'élixir :* 3 cuillerées à soupe, tous les jours.

PHOSPHO-GLYCÉRATE DE CHAUX

Indications. — Convalescence, asthénie, chlorose, albuminurie.

Neurosine Prunier.

Composition. — A base de phospho-glycérate de chaux.

Doses et mode d'emploi. — 1° *Sirop. — Adultes :* 2 à 3 cuillerées à bouche par jour; *enfants :* 2 à 3 cuillerées à café. Chaque cuillerée à bouche contient 30 centigrammes de phospho-glycérate de chaux.

2° *Granules.* — *Adultes :* 2 à 3 cuillerées à café par jour, prises dans un peu d'eau pure ou aromatisée, ou dans du lait ; *enfants :* une cuillerée à café. Chaque cuillerée à café contient 30 centigrammes de phospho-glycérate de chaux.

3° *Cachets.* — *Adultes :* 2 ou 3 cachets par jour, dans un peu d'eau ; *enfants :* un cachet. Chaque cachet contient 30 centigrammes de phospho-glycérate de chaux.

Comprimés effervescents glycérophosphatés Robin.

Composition. — Chaque comprimé contient 0,125 milligr. de glycérophosphate de chaux.

Mode d'emploi. — 2 ou 3 comprimés dans un peu d'eau pour avoir une solution gazeuse.

Glycérophosphate Robin granulé.

Composition. — Phospho-glycérates de chaux et de soude purs.

Indications spéciales. — Neurasthénies, névralgies, migraines.

Doses. — 2 ou 3 mesures pour un *adulte* au moment des deux principaux repas et 1 ou 2 pour les *enfants*, dans un peu d'eau ou de lait.

Sirop, Vin et Capsules de Chapoteaut.

Composition. — *Sirop :* 20 centigrammes par cuillerée à soupe. — *Vin :* 20 centigrammes par cuillerée à soupe. — *Capsules :* 20 centigrammes par capsule.

Doses. — 20 à 60 centigrammes par jour pour les *adultes ;* moitié pour les *enfants.*

Tonique Gonnon.

Composition. — A base de phospho-glycérates.

Vin, Sirop : 20 centigr. de phospho-glycérates par cuillerée à bouche.

Granulé : 20 centigr. de phospho-glycérates par cuillerée à café.

Doses. — *Vin, Sirop :* 1 à 2 par jour, avant les repas.

Granulé ; 1 à 2 cuillerées à café, dans un 1/2 verre d'eau.

PHOSPHORIQUE (ACIDE)

Indications. — Maladies nerveuses et diabète.

Phosphovinate d'or Jolly.

Doses et mode d'emploi. — X à XXX gouttes par jour, en deux fois progressivement.

PHOSPHURE DE ZINC

Propriétés. — Développe la substance osseuse.

Indications. — Anémie, chlorose, rachitisme, tabes, épuisement nerveux.

Granules trois cachets Coirre.

Composition. — Chaque granule contient 4 milligrammes de phosphure de zinc cristallisé.

Doses. — Un à 4 granules, à chacun des repas.

PILOCARPINE

Propriétés. — Diaphorétique, abaisse la température, vasodilatation périphérique.

Indications. — Hydropysie, pleurésie, asthme, formes congestives du mal de Bright.

Bromocarpine.

Composition. — Pilocarpine et bromures alcalins.
Indications spéciales. — Affections nerveuses.
Doses. — 1 à 3 cuillerées à bouche par jour, aux repas.

Capilligène Faudon.

Composition. — Antiseptiques énergiques et pilocarpine, microbicides et antiparasitaires.
Indications spéciales. — Traitement rationnel des maladies du cuir chevelu. Excellents résultats contre pellicules, pelade, pityriasis, chute des cheveux.

PIN

Indications. — Maladies des voies respiratoires ; affections catarrhales de la vessie.

Pastilles Brachat.

Composition. — Sève de pin, lactucarium et codéine.

Hydrogemmine de Lagasse.

Composition. — Eau hémostatique de pin gemmé pour faire de l'eau de pin.

Pastilles Pascal.

Composition. — Aux bourgeons frais de sapin.
Doses. — *Adultes :* 12 à 15 pastilles ; *enfants :* 5 à 6.

Produits de Mack.

Variétés. — *Essence.* En inhalations contre les angines : XX gouttes.

En frictions contre la goutte : XXX gouttes.

Cellules Mack. Contre la bronchite : 6 par jour.

Sirop de pâte pectorale. Contre la bronchite : 1 à 2 cuillerées.

Pâte pectorale Mack : 8 à 10 morceaux.

Sirop de Lagasse.

Composition. — Préparé avec la sève de pin.

Doses. — 2 à 4 cuillerées à bouche par jour.

PIPÉRAZINE

Indications. — Lithiase rénale, goutte, coliques néphrétiques.

Anti-goutteux à la pipérazine.

Mode d'action. — La pipérazine est un dissolvant de l'acide urique.

Indications spéciales. — Goutte, gravelle.

Doses. — Une bouteille par jour.

Pipérazine effervescente Midy.

Composition. — Elle est dosée à 20 centigrammes par mesure.

Mode d'action. — Elle se combine à l'acide urique, en donnant un urate soluble.

Doses et mode d'emploi. — Dans la *goutte aiguë* : 1 gr. 50 à 3 gr. par jour, dissoute dans un peu d'eau.

Dans les coliques néphrétiques ; 0 gr. 50 toutes les heures jusqu'au calme.

Pipérazol effervescent Tissot.

Composition. — A base de pipérazine lithinée.

Doses. — Une cuillerée dans 1 verre d'eau, 3 fois par jour.

PODOPHYLLE

Propriétés. — Purgatif, cholagogue.

Indications. — Constipation.

Pilules Pausodun.

Composition. — Pilules cholagogues à base de podophyllin, de cascara et d'évonymine.

L'expérience a démontré que le séjour à la mer occasionnait de la congestion hépatique en même temps que de la constipation.

Il est donc urgent de débarrasser à l'avance la vésicule biliaire, soit par un purgatif, soit par l'emploi des pilules Pausodun, quelques jours avant l'embarquement.

Doses. — 1 ou 2 pilules le soir en se couchant pendant les deux ou trois jours qui précèdent le départ. A bord, contre la constipation, une ou 2 pilules, soit le soir, soit le matin à jeun.

Grains de Vals.

Composition. — Podophyllin et cascara sagrada.

Doses. — 1 à 2 le soir avant le dîner.

Pilules Coirre.

Composition. — Chaque pilule contient :

Podophyllin........................	0,03
Extrait de belladone................	0,01

Doses et mode d'emploi. — Une pilule, le soir, au coucher, 2 heures après le repas. Augmenter d'une pilule, si besoin est.

Pilules laxatives Descayrac.

Composition. — A base de podophylline, de leptandrine.

Doses et mode d'emploi. — Une ou deux pilules, le soir en se couchant.

Pilules Moisan.

Doses. — Une seule pilule le soir au coucher.

POUDRE DE VIANDE

Poudre de viande de Trouette-Perret.

Composition. — Voici sa formule :

Poudre de viande	3/5
Lactine	1/5
Malt de lentilles	1/5

Indications. — Trouve son emploi toutes les fois que la suralimentation est indiquée ou quand l'alimentation naturelle se fait mal.

Doses. — De 1 à 2 cuillerées à bouche, délayées dans du chocolat, du lait, du bouillon ou de l'eau sucrée ; répéter cette dose 2 à 6 fois par jour.

Chocolat Rousseau.

Composition. — Une tablette représente 20 grammes de viande.

Indications spéciales. — Anémie.

Doses. — 2 à 4 tablettes par jour.

Élixir alimentaire Ducro.

Voy. *Viande crue, Élixir alimentaire Ducro.*

Poudre de viande Catillon.

Composition. — Viande et lentilles.

Doses et mode d'emploi. — Se prend dans de l'eau sucrée pure ou aromatisée avec un peu de cognac, ou d'après cette formule :

Poudre de viande....................	2 cuillerées.
Sucre..............................	2 morceaux.
Vin de madère......................	2 cuillerées.

Délayer et ajouter.

Eau................................	4 cuillerées.

Spécialités diverses à base de Poudres de viande.

Poudre de bifteck et poudre de viande Adrian. — Viande Favrot.

PROTARGOL

Protargol liquide Vicario.

Composition. — Une goutte représente un centigr. de protargol par 1cc, soit XX gouttes, soit 0,20 centigr.

Mode d'action. — Microbicide puissant sans action caustique. Supérieur aux autres sels d'argent contre l'urétrite à gonocoques et l'ophtalmie purulente. Permet de préparer extemporanément des solutions exactement titrées.

PSYLLIUM

Indications. — Constipations, digestions difficiles.

Graines de psyllium anisées Blottière.

Doses et mode d'emploi. — Avant les repas, 1 cuillerée à bouche pour les *adultes ;* 1 cuillerée à café pour les *enfants ;* soit pures, soit délayées dans un peu d'eau.

Semences de Psyllium Langlebert.

Doses et mode d'emploi. — 1 cuillerée dans de l'eau avant les repas.

PURGATIFS

Indications. — Constipation.

Pilules Rhéo-ferrées Vigier.

Composition. — Sulfate de fer, rhubarbe, crème de tartre.

Doses. — Chaque jour une pilule au dîner ou le soir en se couchant.

Pilules Morison Moulin.

Composition. — Pilules hydragogues du Codex modifiées.

Doses et mode d'emploi. — 1 à 4 pilules par jour, selon l'effet que l'on veut obtenir.

Pilules Oco.

Composition. — A base de végétaux.

Mode d'action. — Purgatif lent.

Tisane américaine des Shakers.

Composition. — Mélange d'herbes américaines.

Autre purgatif.

Thé purgatif St-Hubert.

QUASSIA AMARA

Indications. — Dyspepsie, asthénie, anorexie.

Dragées alvines du Dr Lux.

Composition. — Quassine, cascara, podophyllin.
Indications spéciales. — Constipation.

Gouttes apéritives de Descayrac.

Composition. — Quassia, colombo et gentiane.
Doses et mode d'emploi. — X à XX gouttes dans un peu d'eau ou de vin, avant chaque repas.

Granules de quassine Houdé.

Composition. — 2 milligrammes de quassine.
Indications spéciales.— Calculs rénaux et hépatiques.
Doses et mode d'emploi. — 2 à 6 granules par jour.

Pilules de Surinam.

Composition.— Quassine, maltine et lupuline.

Quassine Adrian.

Composition. — Les *dragées* contiennent 25 milligrammes de quassine amorphe, et les *granules* 2 milligrammes de quassine cristallisée.
Indications spéciales. — Coliques hépatiques et néphrétiques.

Quassine Frémint.

Composition. — A base de quassine amorphe.
Doses et mode d'emploi. — 1 ou 2 pilules avant chaque repas, dans 1 cuillerée d'eau. Augmenter de 1 pilule tous les 3 ou 4 jours, jusqu'à 6 par jour.

QUINA

Indications. — Anémies, dyspepsies, diarrhées.

Quina Abric.

Mode d'emploi. — Pour préparer soi-même à la minute 1 litre de vrai vin de quina.

Quina antidiabétique Rocher.

Composition. — A base de quina et de glycérine.
Indications spéciales. — Diabète.

Quina Laroche.

Composition. — Extrait de trois quinquinas.
Indications spéciales. — Dyspepsie.

Vin Aroud.

Composition. — A base de quina et de fer; contient en outre les principes nutritifs solubles de la viande.
Doses et mode d'emploi. — 2 cuillerées à bouche avant les 2 repas principaux.

Vin de St-Gall.

Composition. — A base de quina, kola, coca, ignatia amara.
Doses. — 1 verre à bordeaux après les repas.

Vin de Vial.

Composition. — Quina, suc de viande et lacto-phosphate de chaux.
Doses. — Un verre à liqueur avant chaque repas.

Vin titré d'Ossian Henry.

Composition. — Quina et fer.

Autre Spécialité à base de Quina.

Quina Bruno.

QUININE

Propriétés.— Fébrifuge, abaisse la température des fébricitants.

Indications. — Paludisme, rhumatisme articulaire aigu, formes graves de fièvre typhoïde, infection purulente, diabète, migraine, névralgie, grippe.

Contre-indications. — Adynamie, lésions de l'estomac.

Pilules céphaliques Saint-Michel.

Composition. — Chaque pilule contient :

Bromhydrate de quinine.............	} àà 10	centigr.
Valérianate de quinine...............		
Aconitine cristallisée................	1/10	de milligr.
Extrait d'opium.....................	2	centigr.
Extrait de belladone	2	centigr.

Indications spéciales. — Névralgie.

QUINIUM

Propriétés. — Fébrifuge, tonique et digestif.

Indications. — Convalescence.

Vin de quinium de Labarraque.

Composition.— Contient les principes utiles du quinquina ; le quinium, qui en fait la base, comprend l'extrait soluble et les alcaloïdes.

Doses et mode d'emploi. — Un verre à liqueur avant ou après chaque repas.

QUINOÏDINE

Dragées de Quinoïdine Duriez.

Composition. — Chaque dragée Duriez contient dix centigrammes de quinoïdine pure.

La quinoïdine est retirée des eaux-mères du sulfate de quinine. A l'état pur, elle est d'une très grande efficacité, ainsi que l'a fait connaître le Dr Burdel, de Vierzon, dans son mémoire à l'Académie de médecine. « C'est donc avec la quinoïdine, que M. Duriez isole « des eaux-mères et épure par des préparations qui lui « sont propres, que je tentai de traiter les fébricitants « de la Sologne. C'est spécialement dans les fièvres « quartes et la cachexie tellurique que la quinoïdine « possède une action fébrifuge marquée, nous disons « même que, dans ces cas, elle est supérieure à la qui- « nine (1). »

Indications spéciales. — Fièvres intermittentes paludéennes, névralgies.

Doses et mode d'emploi. — La quinoïdine Duriez s'emploie aux mêmes doses que la quinine.

QUINQUINA

Propriétés. — Agit sur la nutrition ; l'extrait de quinquina agit par la quinine qu'il contient.

Indications. — Convalescence, paludisme, suites de grippe.

Saccharolé de quinquina Vigier.

Composition. — Une cuillerée à café représente un gramme d'extrait.

Doses. — 1 à 2 cuillerées à café par jour, dans de l'eau, du vin ou du potage.

Sirop de quinquina ferrugineux Vial.

Composition. — Une cuillerée à bouche contient

(1) Burdel, *Bull. de l'Acad. de Médecine*, 21 mai 1878. Série 2e, t. VII, p. 509.

Extrait de quinquina...............	10 centigr.
Pyrophosphate de fer et de soude...	20 —

Vin de Bellini au quinquina et au colombo.

Composition. — Le *vin de Bellini* se compose de *vin de Palerme*, de *quinine*, de *cinchonine*, de *rouge cinchonique*, de *tannin*, etc.

Doses et mode d'emploi. — Le *vin de Bellini* se prend aux mêmes doses que le vin de quinquina, c'est-à-dire depuis celle d'une cuiller à café jusqu'à celle d'un verre à madère. En général, cinq à six cuillerées à bouche par jour.

Vin tonique L. Reynal.

Composition. — Il renferme du quinquina, du cacao et de la noix de kola fraîche.

Doses et mode d'emploi. — Il se prend matin et soir à la dose d'un verre à madère pour les *adultes*, un verre à liqueur pour les *enfants*.

QUINQUINA

Vin Désiles.

Composition. — Mélange de quinquina, coca, kola, cacao, phosphate de chaux, solution iodo-tannique, additionné de l'excipient spécial Désiles.

Mode d'action. — C'est le meilleur des toniques ; régulateur de la circulation par la kola, digestif par la coca, fébrifuge par le quinquina, tonique par le cacao et le phosphate de chaux.

Indications. — Le vin Désiles résume, par sa complexité même, tous les éléments nécessaires à la régénération de l'organisme, à la reconstitution des tissus et à la revivification du liquide sanguin.

Il détruit en outre tous les symptômes précurseurs de l'anémie : palpitations, dyspepsie et manque d'appétit.

Un autre de ses effets est encore de supprimer les troubles de la digestion et ces crampes stomacales qui annihilent si fréquemment les traitements qu'on oppose à l'anémie.

Le vin Désiles modifie, épure, tonifie le sang en même temps qu'il élimine les matériaux usés et facilite l'expulsion de l'acide urique et des urates, bases premières de la gravelle et des calculs.

Il active les sécrétions, équilibre le système nerveux, régularise les battements du cœur, donne au teint la fraîcheur et, — à l'encontre des autres vins médicinaux qui, généralement, constipent, — le vin Désiles guérit au contraire cet état si nuisible à l'assimilation.

Conserve Bérard.

Composition.— Gelée de roses et de quinquina.

Quina Aurier.

Composition. — Quinquina, café, coca, colombo.
Indications spéciales. — Névroses, dyspepsies.
Doses.— 1 verre à liqueur avant chaque repas.

Soja Gerbay.

Composition. — Quinquina, colombo et coca.

Tonique Garnier.

Composition. — Quinquina, écorces d'oranges, théobromine, caféine, strychnine.
Indications spéciales. — Diabète.

Vin de Bernard.

Composition. — Quinquina ferrugineux au Malaga.

Indications spéciales. — Anémie, crampes d'estomac, suites de couches.

Vin de Bugeaud.

Composition. — Quinquina, cacao et vin d'Espagne.

Doses et mode d'emploi. — *Enfants* : 2 à 8 cuillerées par jour ; — *adolescents* : 1 verre à liqueur, une demi-heure avant les repas ; — *adultes* : un verre à madère, une demi-heure avant les repas.

Vin Dominé.

Composition. — Quinquina ozoné, kola, cacao phospho-azoté.

Vin de Lavoix ou Beef Lavoix.

Composition. — Cette préparation répond à la formule :

Extrait de quinquina gris	10
Extrait de viande	10
Phosphate monocalcique	10
Glycérine neutre à 30°	30
Sirop de sucre	100
Vin de Banyuls	Q.S. pour 1 litre.

Doses. — Un verre à madère avant les repas, 2 fois par jour, pour les *adultes* ; un verre à liqueur pour les *enfants*.

Vin Pachaut.

Composition. — Chaque cuillerée à soupe représente 50 centigrammes d'extrait de quinquina gris.

Doses et mode d'emploi. — 4 cuillerées à soupe, par jour.

Vin toni-laxatif Poirson.

Composition. — Quinquina, rhubarbe.

Doses. — 1 ou 2 verres à liqueur un quart d'heure avant chaque repas.

Vin de Secrétan.

Composition. — Quinquina, extrait fluide de malt, écorce d'oranges amères.

Doses et mode d'emploi. — Un verre à liqueur à chaque repas.

Vin de Gilbert Seguin.

Composition. — Contient les principes actifs du quinquina.

Indications spéciales. — Fièvres, troubles de la menstruation, dyspepsie, scrofule, convalescence.

Véritable extrait liquide de Quinquina du Dr de Vrij.

Composition. — A base de quinquina rouge.

Autre Spécialité à base de quinquina.

Quinquina Astier.

RESORCINE

Propriétés. — Antipyrétique, antiseptique, abaisse la température des fébricitants.

Indications. — Antisepsie chirurgicale.

Diachusine.

Composition. — A base de résorcine, tannin, salol,

fleur de soufre, chlorate de soude, acide salicylique, borate de soude et pyoktaninn.

INDICATIONS SPÉCIALES. — Cancer.

DOSES ET MODE D'EMPLOI. — *Poudre*, en pansement dans les tumeurs composées d'éléments épithéliaux.

Solution, en injections hypodermiques.

Vernis à la diachusine arsénicale, en pansement pour les cancroïdes ; *vernis* à la diachusine au chlorure de zinc, pour les tumeurs volumineuses.

Résorcinol du Dr Wennings.

COMPOSITION. — Antiseptique à base de résorcine.

DOSES. — 1 à 2 cuillerées à bouche par litre d'eau pour injections, pansements.

Solution du Dr Watelet.

COMPOSITION. — A l'extrait sec de quinquina.

DOSES. — Une cuillerée à soupe pour les *adultes*, une cuillerée à café pour les *enfants* donnent un verre de vin de quinquina.

RHAMNUS PURSHIANA (CASCARA SAGRADA)

Pilules Eparvier au rhamnus purshiana (Cascara sagrada).

COMPOSITION. — Chaque pilule, argentée, préparée au pilulier (dosage rigoureux), contient *dix centigrammes* d'un extrait de rhamnus purshiana contenant tout le *principe actif*, à l'exclusion des substances inertes ou irritantes, et *cinq centigrammes* de poudre de rhamnus purshiana. *Solubilité rapide* et *conservation indéfinie*.

Indications. — Médicament d'une fidélité éprouvée dans les cas suivants : *constipation habituelle, constipation de la grossesse et de l'allaitement, atonie des organes digestifs, troubles de la circulation abdominale, dyspepsie, hémorroïdes, congestions du foie, des reins, du cerveau, migraine, jaunisse.*

Il donne des selles *faciles, non diarrhéiques.* Il agit sans coliques, sans nausées.

Doses et mode d'emploi. — *Une pilule chaque soir au dernier repas pendant plusieurs jours de suite et très régulièrement.* On peut, dans les cas anciens et rebelles, débuter par *deux*, rarement *trois* pilules, pour revenir progressivement à la dose journalière de une pilule.

RHUBARBE

Propriétés. — Stomachique, tonique, laxatif.

Indications. — Atonie gastrique, constipation.

Contre-indication. — Constipation chronique.

Pilules d'émodine Martin.

Composition. — Ensemble des principes actifs de la rhubarbe. Elles régularisent les fonctions de l'intestin.

Indications spéciales. — Constipation, congestions, dyspepsie, obésité.

Doses et mode d'emploi. — Deux pilules avant le repas du matin, deux avant le repas du soir.

Rhapontin.

Composition. — Liqueur à base de rhubarbe, de séné lavé à l'alcool, de pepsine et de maltine.

Indications. — Laxatif sûr, ne donnant pas de coliques.

Dose ordinaire. — Un verre à liqueur à la fin du repas du soir.

Rhubarbe comprimée de Baudry.

Doses et mode d'emploi. — *Enfants :* une ou deux pastilles par jour, au principal repas. — *Adultes :* 4 pastilles.

Autre Spécialité à base de rhubarbe.

Sirop de rhubarbe Laroche-Jaboin.

SACCHARINE

Indications. — Diabète.

Saccharine Biard.

Composition. — Chaque pastille contient :

Saccharine........................	2	centigr.
Bicarbonate de soude................	15	—

Doses. — Une pastille par tasse de café, de thé.

Saccharure Acard.

Composition. — Chaque tablette équivaut à 10 grammes de sucre.

Sucrin.

Composition. — Saccharine bi-raffinée, combinée au tartrate de soude.

SOMATOSE

Composition. — Combinaison d'albumoses extraites de la viande fraîche.

Indications. — Chlorose, anémie, débilité des vieillards, maladies de l'estomac et de l'intestin.

Doses et mode d'emploi. — *Adultes :* 9 à 15 gr. par jour ; *enfants :* 2 à 6 gr. par jour.

Ne jamais l'absorber en poudre : non dissoute, elle ne s'assimile pas, la mélanger à du lait, du café, du thé, du bouillon, ne pas la mélanger au vin.

Ferro-Somatose.

Composition. — Somatose et fer.
Doses. — 5 à 10 gr. par jour, en 2 fois, dans du lait, du café, du bouillon.

SALICYLATE DE BISMUTH

Propriétés. — Antiseptique intestinal, vaso-dilatateur du système capillaire.
Indications. — Lithiase biliaire, fièvre typhoïde, diarrhée.

Poudre Boutet.

Composition. — Salicylate de bismuth et de quinine.
Mode d'emploi. — En insufflations nasales dans la coqueluche.

Solution de Schlumberger et Cerckel.

Composition. — Prises dosées à 1 gramme.
Indications spéciales. — Diarrhée infantile, typhus choléra, fièvre typhoïde, dysenterie.
Doses et mode d'emploi. — 2 à 3 grammes.

SALICYLATE DE FER

Indications. — Chlorose.

Salicylate de fer de Schlumberger et Cerckel.

Composition. — Combinaison d'acide salicylique et d'oxyde ferrique.

DOSES. — 10 à 20 centigrammes, deux ou trois fois par jour.

SALICYLATE DE LITHINE

PROPRIÉTÉS. — Antirhumatismal, vaso-dilatateur du système capillaire.

INDICATIONS. — Rhumatisme articulaire aigu et ses complications.

CONTRE-INDICATIONS. — Grossesse, néphrite, cœur affaibli.

Solution du Dr Clin.

COMPOSITION. — La solution contient 1 gramme de salicylate par cuillerée à bouche et 25 centigrammes par cuillerée à café.

INDICATIONS SPÉCIALES. — Diathèse urique.

Solution de Schlumberger.

COMPOSITION. — Pilules dosées à 10 centigrammes.

INDICATIONS SPÉCIALES. — Gravelle, goutte chronique.

DOSES. — 8 à 10 pilules par jour.

SALICYLATE DE MÉTHYLE

INDICATIONS. — Goutte, rhumatisme.

Baume Mayniel.

COMPOSITION. — A base de salicylate de méthyle.

Bétul-ol.

COMPOSITION. — A base de salicylate de méthyle.

DOSES ET MODE D'EMPLOI. — Chaque centimètre cube

de « Betul-ol » renferme la quantité de salicylate de méthyle correspondant à 1 gr. de salicylate de soude. On verse sur un morceau de flanelle du « Bétul-ol » pour bien l'imprégner ; on l'applique sur la partie douloureuse et on recouvrira de taffetas gommé.

SALICYLATE DE QUININE

INDICATIONS. — Fièvres intermittentes.

Salicylate de quinine de Schlumberger et Cerckel.

COMPOSITION. — Chaque prise contient 15 centigrammes de salicylate et 90 centigrammes de sucre.

DOSES. — Mêmes doses que le sulfate de quinine.

SALICYLATE DE SOUDE

INDICATIONS. — Rhumatisme, goutte, gravelle.

Sirop antinévralgique du Dr E. Abeille.

COMPOSITION. — Salicylate de soude, allié à l'antipyrine et au paullinia. Une cuillerée à bouche représente

Salicylate de soude	1 gramme
Antipyrine	25 centigr.

INDICATIONS SPÉCIALES. — Névralgies, rhumatisme.

Solution du Dr Clin.

COMPOSITION. — Contient 2 grammes de salicylate par cuillerée à bouche.

Solution de Schlumberger.

COMPOSITION. — Prises dosées à 0 gr. 50 de soude.

Mode d'emploi. — En prises dans de l'eau rougie, limonade, thé ou tisane.

SALICYLATE DE ZINC

Indications. — Blennorragie.

Injections de salicylate de zinc Chevrier.

Doses et mode d'emploi. — 2 à 4 injections par jour.

SALICYLIQUE (ACIDE)

Propriétés. — Antiseptique, antithermique, vaso-dilatateur du système capillaire, cholagogue.

Indications. — Lithiase biliaire, fièvre typhoïde.

Contre-indications. — Grossesse, néphrite, cœur affaibli.

Vinaigre Salicylé Cartaz.

Antiseptique, hygiénique, cicatrisant, désinfectant.

Aspirine.

Composition. — Combinaison d'acide salicylique et d'acide acétique.

Indications spéciales. — Goutte, rhumatisme.

Doses. — 1 gr., 4 à 5 fois par jour, avec 3 ou 4 fois autant de sucre dans de l'eau.

Pastilles salicylées Chevrier.

Indications spéciales. — Rhumes, angines.

Doses. — De 15 à 20 pastilles par jour.

SALIPYRINE

Indications. — Névralgies, mal de tête, migraine, rhumatisme articulaire, troubles de la menstruation.

Salipyrine Riedel.

Doses. — De 1/2 à 1 gramme, en plusieurs fois par jour; en tout, 6 à 8 grammes par jour.

SALOL

Propriétés. — Antiseptique intestinal et urinaire.

Indications. — 1° *Usage interne:* blennorragie, antisepsie intestinale, rhumatisme articulaire aigu.

2° *Usage externe :* antisepsie chirurgicale.

Contre-indications. — Lésions des reins.

Capsules Salol-Santal au baume du Pérou de A. Cartaz.

Composition. — Entièrement assimilable, car l'enveloppe soluble est préférable aux enveloppes de gluten, peu ou presque pas solubles.

Indications spéciales. — Spécifique certain des maladies des voies urinaires, blennorragie, cystite, catarrhe vésical.

Capsules salolées de Lacroix.

Composition. — Salol à l'état de dissolution.

Méthylsalol.

Composition. — Chaque dragée contient :

Salol	15 centigr.
Méthylcianine	2 —
Poudre muscade	2 —

Doses. — 3 à 15 dragées par jour.

SALOPHÈNE

Composition. — Ether salicylique de l'acétyl-paramido-phénol.

Indications — Migraine, céphalalgie, rhumatisme.

Doses. — 4 à 6 cachets de 1 gr. par jour pour le rhumatisme, 1 à 2 cachets pour les migraines, céphalalgies, névralgies.

SALSEPAREILLE

Mode d'action. — Agit sur les fonctions de nutrition, sur la circulation et sur les glandes sudoripares.

Indications. — Syphilis et scrofule. Rend aussi des services contre l'herpès.

Rob Boyveau Laffecteur.

Composition. — Salsepareille, saponaire, écorce de buis, écorce de garou, mercuriale, cynoglosse, pilocarpine, buglosse, bourrache, séné, roses pâles, etc. On y ajoute du miel et du sucre.

Doses et mode d'emploi. — Se prend le matin en se levant et le soir en se couchant, mais toujours une heure avant les repas, ou 3 heures après. Prendre chaque fois 3 cuillerées à soupe ; on peut les délayer dans un demi-verre d'eau froide.

SANG

Globules de sang Chapoteaut.

Composition. — Globules extraits du sang frais à basse température et dépouillés du sérum et des albuminates : capsules, perles de chacune 20 centigr.

Indications spéciales.— Anémie, chlorose.

Doses.— 3 à 4 à chaque repas.

SANTAL

Propriétés. — Agit sur le phénomène inflammatoire.

Indications. — Blennorragie, cystite du col, catarrhe de la vessie.

Pepto-Santal Vicario.

Composition. — Santal ayant subi une digestion pancréatique préalable; est très rapidement absorbé. Grâce à cette assimilation facile, il peut être employé à haute dose, sans provoquer de phénomènes douloureux du côté du tube digestif. Employé contre la blennorragie, et en général contre les maladies des voies urinaires.

Doses. — *Capsules de Pepto-santal.* — Chaque capsule correspond à 0.20 centigrammes d'essence de santal pure : de 5 à 10 par jour.

Sirop de pepto-santal. — Chaque cuillerée à soupe correspond à 0.20 centigrammes d'essence de santal pure : 2 à 4 cuillerées à soupe par jour.

Santal Cabanès garanti pur.

Composition. — Capsules contenant 40 centigrammes d'essence de santal pure.

Doses. — 10 à 12 capsules par jour.

Arhéol.

Composition. — Essence de santal.

Doses. — 10 à 12 capsules par jour en 3 fois.

Capsules citrines Lemaire.

Composition. — Essence de santal citrin.

Doses. — 4 à 6 capsules par jour dans le cas de blennorragie récente : 3 le matin, 3 le soir.

Capsules Rimol.

Composition. — A l'essence de santal.

Capsules de Santal Bretonneau.

Composition. — Chaque capsule contient 0.35 d'essence de santal.

Doses. — Blennorragie aiguë : 6 au début, aller jusqu'à 12, redescendre à 6. Urétrite chronique, 6 à 8.

Capsules de Santal citrin de L. Pommier.

Composition. — Chaque capsule contient de 25 à 30 centigrammes de substance active.

Doses et mode d'emploi. — De 9 à 15 capsules, à prendre en trois fois, dans les vingt-quatre heures.

Santal camphré Langlebert.

Mode d'action. — L'effet spécifique du santal est associé à l'action sédative du camphre.

Santal Midy.

Composition. — 20 centigrammes par capsule.

Indications spéciales. — Catarrhe de la vessie, cystite du col, hématurie.

Doses. — 6 à 12 capsules par jour.

Santal Savaresse.

Composition. — Santal, renfermé dans des capsules anglaises de membrane organique.

Indications spéciales. — Maladies des voies respiratoires.

Santaline Bonnefond.

Dose. — 2 à 3 cuillerées à bouche par jour, pure ou dans du lait.

Santalol Montagu.

Composition. — Essence de santal,cinnaméine,salol, camphre.

Doses. — 6 à 10 capsules par jour, 2 ou 3 avant chaque repas.

Santalol du Dr Patesson.

Composition. — Combinaison de santal pur et de salol.

Indications spéciales. — Affections des voies urinaires, catarrhe vésical.

Mode d'action. — Antisepsie de l'appareil génito-urinaire.

Doses et mode d'emploi. — De 6 à 12 globules, selon le cas.

SARRACENIA PURPUREA

Indications. — Goutte et rhumatisme goutteux.

Poudre de Sarracenia Natton.

Doses et mode d'emploi. — Faire infuser quelques minutes dans une tasse d'eau bouillante une cuillerée à café de poudre ; sucrer et agiter. A prendre à jeun, ou en se couchant, lorsque la digestion est faite.

Pendant les accès, une dose matin et soir ; suivant l'intensité des accès, 3 doses par jour.

SCAMMONÉE

Propriétés. — Purgatif drastique, hydragogue.

Indications. — Constipation.

Biscuits Vée.

Composition. — Chaque biscuit contient :

Scammonée pulvérisée	5 décigr.
Pâte de biscuit	Q. S.

Doses. — 1 à 2 biscuits.

SCILLE

Propriétés. — Diurétique, exagère toutes les sécrétions, augmente la tension artérielle.

Indications. — Hydropisies cardiaques.

Contre-indications. — Etats inflammatoires du rein et du tube digestif.

Vin Duflot.

Composition. — Composition scillitique iodo-iodurée.

Indications spéciales. — Goutte, rhumatisme, arthritisme.

Doses. — Un verre à bordeaux, au début des repas.

Vin du Dr Tartenson.

Composition. — Scille iodo-iodurée.

Indications spéciales. — Goutte.

Doses. — 1 verre à bordeaux au début des repas.

SENE

Propriétés. — Purgatif, contracte les fibres musculaires de l'intestin.

Indications. — Constipation.

Contre-indications. — Grossesse, entérite, hémorroïdes, prolapsus utérin ou rectal.

Poudre Saint-Germain.

Composition. — Follicules de séné, lavés à l'alcool

et pulvérisés, soufre sublimé, poudre de fenouil, d'anis étoilé, de scammonée, de réglisse, magnésie lourde, essence d'anis, saccharine.

Doses et mode d'emploi. — *Adultes* : 1 à 2 cuillerées à café, le soir, dans un quart de verre d'eau ; *enfants* : un quart à une demi-cuillerée à café, le matin.

Poudre Rocher.

Composition. — Elle répond à la formule.

Follicules de séné pulvérisé	10
Soufre lavé	10
Magnésie calcinée	5
Fenouil pulvérisé	5
Réglisse pulvérisé	5
Sucre pulvérisé	30

Doses. — Deux à trois cuillerées à café, le matin à jeun, dans un peu d'eau.

Végétaline Dubois.

Composition. — Séné lavé.

Spécialités diverses à base de séné.

Thé des Alpes. — Thé Chambard.

SÉRUMS

Sérum antidiphtérique de l'Institut Pasteur (1).

Composition. — Le sérum antidiphtérique de l'Institut Pasteur est du sérum de sang de cheval immunisé contre la diphtérie. Il conserve ses propriétés, si on le maintient dans un endroit dont la température est peu élevée, et à l'abri de la lumière; au-dessus de 50 degrés, le sérum devient inactif.

Action préventive. — Employé à la dose de 5 cen-

(1) Instruction publiée par l'Institut Pasteur.

timètres cubes, le sérum donne une immunité passagère contre la diphtérie ; cette immunité dure quatre à six semaines, on peut donc faire des injections préventives aux personnes exposées à la contagion. Le pouvoir préventif du sérum est au moins de 50,000.

Action thérapeutique. — Injecté en quantité suffisante, le sérum antidiphtérique guérit la maladie déclarée, si toutefois elle n'est pas arrivée à une période trop avancée. La dose à employer varie suivant l'âge du malade, le moment de l'intervention, l'intensité de la maladie ; 5 à 10 centimètres cubes suffisent pour les diphtéries bénignes prises au début ; 15 à 20 centimètres cubes sont nécessaires, si la maladie est sévère ou si elle date de plusieurs jours. Il faut, exceptionnellement, jusqu'à 30 centimètres cubes et au delà dans les cas très graves. En général, les fausses membranes se détachent dans les vingt-quatre heures, si la dose injectée est suffisante.

Lorsqu'un enfant présente du tirage, on pourra souvent éviter la trachéotomie, en lui injectant une première fois 15 à 20 centimètres cubes de sérum, et en pratiquant douze heures après une nouvelle injection de 10 à 20 centimètres cubes, si l'amélioration n'est pas suffisante.

Il est préférable d'injecter, dès le début, une dose de sérum un peu forte et capable d'arrêter la maladie, plutôt que de faire, à plusieurs reprises, des injections de doses faibles.

Chez les tout petits enfants, au-dessous d'un an, en règle générale, on injectera autant de centimètres cubes de sérum que l'enfant compte de mois. Il n'est pas nécessaire en général de dépasser 15 à 20 centimètres cubes pour la première injection chez les adultes.

Inconvénients du sérum. — A la suite des injections de sérum antidiphtérique, on observe fréquemment une éruption d'urticaire, qui disparaît sans causer de malaise notable. Plus rarement, on voit survenir des éruptions mal définies (érythèmes polymorphes), avec mouvement fébrile. Exceptionnellement, on observe des gonflements articulaires douloureux, qui accompagnent l'éruption, et, dans ce cas, l'état fébrile peut se prolonger plusieurs jours.

Sérum antistreptococcique.

INDICATIONS. — Erysipèle, septicémies.

Sérum antivenimeux.

INDICATIONS. — Contre les morsures de serpents.

Sérum artificiel.

Stérilisé d'après la méthode employée pour les solutions glycérophosphatées. Il est préparé d'après la formule publiée par le Docteur Chéron. Ce sérum est disposé en flacons de 60, 100 et 200 c. c. et en boîtes de 10 ampoules de 5 et de 10 c. c.

Sérums divers.

Sérum artificiel Wuhrlin. — Sérum artificiel Chevrier.

SINALBA

Graines de Sinalba de Kugler.

INDICATIONS. — Constipation, diarrhée, goutte, obésité.

SOUFRE

PROPRIÉTÉS. — Purgatif, parasiticide.
INDICATIONS. — Maladies cutanées, colique, saturnisme.

Granules ferro-sulfureux de J. Thomas.

COMPOSITION. — Chaque granule représente une demi-bouteille d'eau sulfureuse.

Mode d'action. — Ils produisent au sein de l'organisme l'hydrogène sulfuré et le fer à l'état naissant.

Indications spéciales. — Bronchite, catarrhe, cachexie syphilitique.

Savons sulfureux de Mollard.

Indications spéciales. — Taches pityriasiques, dartres furfuracées de la figure et des mains.

Sirop minéral sulfureux Crosnier.

Composition. — Goudron et monosulfure de sodium.

Indications spéciales. — Toux, bronchites.

Doses et mode d'emploi. — Une cuillerée à bouche matin et soir, une heure avant ou deux heures après les repas.

Sulfureux Pouïllet.

Doses et mode d'emploi. — Une mesure (12 centigr.), pour obtenir un verre d'eau sulfureuse ; un flacon pour obtenir un bain sulfureux.

Sulfurine Langlebert.

Indications spéciales. — Mêmes propriétés thérapeutiques que le bain sulfureux dit de *Barèges*.

SOYA

Indications. — Diabète, obésité.

Pain Desvilles.

Composition. — A base de soya hispida, graine oléagineuse contenant 3 p. 100 d'amidon. Supérieur au pain de gluten.

Pain de Soya Lecerf.

Composition. — Farine très azotée, ne contenant que peu de substances amylacées et sucrées.

Mode d'emploi. — On prépare des pains, des gâteaux.

SOZOIODOL

Sozoïodol de soude Reinicke.

Indications spéciales. — Succédané de l'iodoforme : diphtérie, maladies du nez, chancre mou.

SPARADRAP

Sparadrap chirurgical à la glu Chennevière.

Mode d'emploi. — Chauffer légèrement, au moment de l'application.

SPARTÉINE

Propriétés. — Augmente l'énergie contractile du cœur, accélère les battements.

Indications. — Cardiopathies, maladies infectieuses quand le cœur fléchit.

Contre-indications. — Maladies des reins.

Remède de Pistoia.

Composition. — Remède secret, à base de spartéine dont les principaux éléments paraissent être le genêt à balais et la gentiane.

Indications spéciales. — Goutte chronique.

Solution de spartéine Houdé.

Composition. — A base de sulfate de spartéine : 4 centigrammes par centimètre cube. La morphine est associée au sulfate de spartéine, et réduite peu à peu, tandis que la proportion de spartéine augmente jusqu'à suppression complète de la morphine.

Indications spéciales. — Morphinomanie.

Mode d'emploi. — Injections hypodermiques.

SPERMINE

Spermine Pœhl.

Composition. — Sel de spermine et de chlorure de sodium.

STOMACHIQUES

Vin Pausodun.

Composition. — Tonique stomachique à base d'espèces amères, cacao, coca, contrayerva, de kola et de kina.

Doses. — De 1 à 2 verres à madère par jour pour les *adultes*, soit avant, soit, pour les femmes et les convalescents, après les principaux repas. Une ou deux cuillerées à potage dans un verre d'eau pure, d'eau de Saint-Galmier ou d'eau de Vichy donnent une boisson extrêmement agréable qui n'altère pas.

STRONTIUM

Bromium Rolan.

Composition. — Strontium, sodium, ammonium.

Doses. — 1 à 3 cuillerées à café dans de l'eau.

Bromure de strontium de Paraf Javal.

Composition. — 2 grammes de bromure par cuillerée à bouche.

Indications spéciales. — Hystérie, épilepsie, chorée.

Doses. — 2 à 4 cuillerées par jour.

Iodure de strontium de Paraf Javal.

Composition. — 1 gramme par cuillerée à bouche.

Indications spéciales. — Maladies du cœur, lymphatisme, asthme, rhumatisme.

Doses et mode d'emploi. — Solution ou sirop.

Lactate de strontium de Paraf Javal.

COMPOSITION. — 2 grammes de lactate par cuillerée à bouche.

INDICATIONS SPÉCIALES. — Maladie de Bright, dyspepsies, dilatation de l'estomac.

DOSES. — 2 à 4 cuillerées par jour.

Strontium Midy.

COMPOSITION. — Sels de strontium exempts de baryte : strontium bromuré, strontium ioduré, strontiane lactique.

INDICATIONS SPÉCIALES.— *Strontium bromuré* : Épilepsie.

Strontium ioduré : artério-sclérose.

Strontiane lactique : albuminurie.

STROPHANTUS

PROPRIÉTÉS. — Augmente l'énergie contractile du cœur, augmente la tension artérielle.

INDICATIONS. — Cardiopathies, surtout asystolie, dyspnée, angine de poitrine.

CONTRE-INDICATIONS. — Lésions rénales.

Elixir poly-ioduré Duflot.

COMPOSITION. — A base de strophantus.

DOSES. — Un verre à liqueur à la fin des repas.

Granules de Catillon.

COMPOSITION. — Préparés avec 1 milligramme d'extrait titré de strophantus.

DOSES. — 2 à 4 granules par jour. On peut en continuer longtemps l'usage, car il n'y a pas d'accumulation.

Vin de strophantus Acard.

Composition. — Un verre à madère représente 1 milligr. d'extrait titré de strophantus.

Doses. — 1 verre à madère après chaque repas.

STRYCHNINE

Propriétés. — Tétanique, excitant de l'estomac.

Indications. — Paralysies motrices, paralysie saturnine, amblyopie, relâchement des sphincters.

Vin de T. F. Papon.

Composition. — Une cuillerée de vin contient 1 milligramme d'alcaloïdes réunis de la fève de Saint-Ignace, et 0 gr. 15 de sels de fer.

Indications spéciales. — Son emploi est indiqué : 1° dans les *paresses digestives;* 2° dans la *chloro-anémie*, l'*aménorrhée;* 3° dans la *bronchite chronique*, l'*emphysème;* 4° dans l'*impuissance*, les *pertes séminales*, l'*incontinence d'urines*, lorsqu'il y a simplement inertie des organes génito-urinaires.

Doses. — Chaque cuillerée à bouche est dosée à 1 milligr. d'alcaloïdes et 15 centigr. de fer.

La dose est de 2 à 4 cuillerées à bouche par jour pour un *adulte*; 2 à 4 cuillerées à café pour un *enfant* de cinq à dix ans.

Granules asthénagogues.

Composition. — Chaque granule contient :

Arséniate de strychnine	1 milligr.
Quassine	1 centigr.
Extrait de kola	5 —

Doses. — 2 à 4 par jour avant les repas.

Granules de Baumé du Dr Legros.

Composition. — Chaque granule correspond à II gouttes de teinture :

Fève de St-Ignace pulvérisée	2 gr. 50
Sucre de lait pulvérisé	1 gr. 50
Gomme arabique pulvérisée	1 gr.
Sirop de tolu	Q. S.

Indications spéciales. — Inappétence, digestion lente, dyspepsie flatulente, dilatation stomacale, constipation.

STYRAX

Pâte Johnson.

Composition. — A base de styrax.

Indications spéciales. — Rhumes, toux, bronchites, coqueluche.

Doses. — 8 à 12 morceaux par jour.

SUBLIMÉ

Pilules au sublimé et au gluten de Cabanes.

Composition. — Chaque pilule contient 1 centigr. de sublimé, 5 centigr. de gluten, véritable formule du Dr Simonet.

Indications spéciales. — Syphilis, dermatoses (tolérance parfaite).

Doses. — 1 à 6 par jour, selon la gravité des cas.

Papier du Dr Balme.

Mode d'emploi. — Pour faire une solution du sublimé, plonger une feuille dans 2 litres d'eau.

Savon Dentifrice Prost.

Indications spéciales. — Stomatite mercurielle.

Doses. — Frotter 2 fois par jour la bouche et les dents avec une brosse imprégnée de savon.

Tubes de sublimé Vigier.

Composition. — Solution alcoolique bleue, inaltérable, pour préparer instantanément des solutions.

Doses. — Les tubes sont préparés de façon à contenir 0 gr. 25, 0 gr. 50 ou 1 gr. de sublimé.

SULFATE DE QUININE

Propriétés. — Faible action sur les bactéries et les ferments, action énergique sur les infusoires, l'hématozoaire du paludisme. Accélère le cœur, élève la pression sanguine. Abaisse la température des fébricitants.

Indications. — Fièvres intermittentes, paludisme, fièvre typhoïde, grippe.

Cachets Limousin.

Doses. — Cachets dosés à 10 et 20 centigr.

Capsules de Pelletier.

Composition. — Chaque capsule contient 10 centigrammes de sulfate de quinine.

Pilules anti-névralgiques de Pommier.

Composition. — Elles contiennent du sulfate de quinine et des substances végétales anti-nerveuses.

Quinopyrine.

Composition. — Combinaison de chlorhydro-sulfate de quinine 0,05 et d'antipyrine 0, 15.

Doses. — 2 à 8 comprimés par 24 heures.

SULFATE DE SODIUM

Indications. — Laxatif, antiseptique, purgatif.

Glaubérosine Nicod.

Composition. — Sulfate de soude purifié.

Sedlitz Dumas.

Composition. — Sulfates de soude, de magnésie, menthol, résorcine, benzonaphtol.
Doses. — Une cuillerée à café.

SULFONAL

Propriétés. — Hypnotique.
Indications. — Insomnies, surtout nerveuses.

Pastilles Acard.

Composition. — Le sulfonal est le produit de la combinaison de l'éthylmercaptan et de l'acétone. Chaque pastille contient 1 gramme.
Doses. — Deux pastilles par jour, matin et soir.

SULFURE DE SODIUM

Indications. — Phtisie, bronchites, dermatoses.

Sirop et Granules Crosnier.

Composition. — Monosulfure de sodium et goudron.
Doses. — Une cuillerée à bouche de sirop ou 2 granules, une heure avant, ou deux heures après les repas.

Sirop sulfureux Moisan.

Composition. — 1 cuillerée à bouche contient:

Monosulfure de sodium..............	2 centigr.
Alcoolature d'aconit..................	2 centigr. 1/2
Extrait thébaïque..........................	4 milligr.
Sirop de goudron....................	Q. S.

Doses. — 1 cuillerée à bouche, matin et soir, dans du lait chaud.

Solution de A. Petit.

Composition. — Solution au centième de monosulfure de sodium : 6 centimètres cubes correspondent à un litre d'eau sulfureuse de Cauterets .

Sulfhydrone Géhu.

Composition. — A base de monosulfure de calcium.

Tablettes Géhu.

Composition. — A base sulfureuse.

Doses. — Sucer 5 à 6 tablettes le soir, en se couchant et 2 ou 3 le matin.

TAMARIN

Mode d'action. — Laxatif doux.

Indication. — Constipation.

Extrait de tamarin Besson.

Composition. — Sarcocarpe du tamarinier.

Doses. — De une cuillerée à café à 1 ou 2 cuillerées à soupe, suivant l'âge.

Autre spécialité à base de Tamarin.

Tamar indien de Grillon.

TANIN

Propriétés. — Astringent, hémostatique.

Indications. — Hémorragies internes et externes, albuminurie, tuberculose pulmonaire.

Tannigène Granulé Vicario.

Composition. — Granules à base de sucre de lait

renfermant par cuillerée à café 0,50 centigrammes de tannigène (éther acétique du tannin).

Mode d'action. — Puissant astringent intestinal, ne se décompose que dans l'intestin. Tolérance parfaite chez l'*adulte* comme chez l'*enfant*.

Cachets tanniques du Dr Lasniée.

Composition. — Chaque cachet contient :

Créosote de hêtre	25 centigr.
Tannin	50 —
Phosphate de chaux	50 —
Camphre en poudre	5 —

Doses. — 2 à 6 cachets par jour aux repas.

Capsules Gabin.

Composition. — Tannin, créosotal.

Indications spéciales. — Toux, bronchites.

Pommade dermatique Moulin.

Composition. — A base de tannin.

Indications spéciales. — Maladies de la peau.

Réglisse Sanguinède.

Composition. — Tannin, sucre, amidon, asparagine et glycyrrhizine.

Indications spéciales. — Rhumes.

Mode d'emploi. — A prendre entre les repas.

Tannalbine Knoll.

Composition. — Tannate d'albumine.

Indications spéciales. — Affections intestinales des nourrissons, entérite, diarrhée des phtisiques.

Doses et mode d'emploi. — *Adultes :* 1/2 cuillerée à café, 3 à 5 fois par jour, avant les repas.

Enfants : donner un paquet de 50 centigr., toutes les demi-heures pendant 2 heures, puis 4 paquets par jour.

Tannoforme.

Indications spéciales. — Transpirations, démangeaisons, plaies des pieds.

Mode d'emploi. — *Poudre* : à 10 p. 100.

Taphosote Brissonnet.

Composition. — Tannophosphate de créosote.

Indications spéciales. — Phtisie.

Doses. — 1 cuillerée à café en contient 6 gr., soit 4 gr. 56 de créosote, 0 gr. 30 de tannin et 1 gr. 14 d'acide phosphorique ; chez l'adulte, 3 à 6 gr. par jour.

Mode d'emploi. — *En nature :* une 1/2 à une cuillerée à café par jour dans un peu de lait, au repas.

En capsules : à 50 centigr. 6 à 12 capsules par jour.

En émulsion : au 1/5.

En injections hypodermiques : 3 à 6 gr. par jour.

Autre spécialité à base de tannin.

Elixir du Dr Kœnig.

TARTRATE DE FER

Indications. — Les mêmes cas que les ferrugineux.

Elixir Martial Ducharme.

Composition. — Tartrate de fer, curaçao, myrrhe.

Pilules ferrugineuses de Pommier.

Composition. — A base de proto-tartrate de fer.

Doses. — Deux pilules, avant chaque repas.

TARTRATE FERRICO-POTASSIQUE

Indications. — Anémie.

Liqueur ferrugineuse de J.-B. Carrié.

Composition. — 20 centigr. par cuillerée à café.

Doses et mode d'emploi. — Une cuillerée à café à chaque repas, dans un verre d'eau rougie.

TERPINE

Propriétés. — Augmente la sécrétion bronchique, à faible dose, la diminue à haute dose, diurétique à doses faibles.

Indications. — Hyper et hyposécrétion bronchique, affections catarrhales des voies respiratoires, des reins, de la vessie, bronchites.

Capsules de terpinol Adrian.

Composition. — A base de terpinol.

Doses. — 4 à 8 capsules de 15 centigr. par jour.

Elixir de terpine Vigier.

Composition. — Chaque cuillerée à bouche contient 0 gr. 50 de terpine.

Doses. — 2 à 4 cuillerées par jour.

Liqueur Mariani à la terpine et à la coca.

Composition. — Terpine et coca; 20 centigrammes de terpine par cuillerée à bouche.

Doses et mode d'emploi. — Une à 2 cuillerées à bouche, matin et soir, ou avant les deux repas.

Terpine Gonnon.

Composition. — A base de terpine.

Indications spéciales. — Toux.

Doses. — *Capsules :* 5 à 6 capsules par jour.

Elixir : 2 à 3 verres à liqueur par jour.

Terpine Tarible.

Composition. — Un verre de l'élixir contient :

Terpine	15 centigr.
Eucalyptol	10 —
Créosote	10 —

Doses. — 3 à 4 verres à liqueur par jour.

THIOL

Composition. — Produit de distillation de la tourbe avec 12 ou 15 p. 100 de soufre, porté à 215°.

Indications. — Acné, eczéma, érythème, intertrigo.

Doses et mode d'emploi. — 45 parties de thiol pour 100 d'eau.

Le matin, enlever le thiol avec de l'eau de savon.

THUYA

Thuya Wuhrlin.

Composition. — A base de *Thuya occidentalis.*

Indications. — Végétations et épithéliomas.

Doses et mode d'emploi. — Prendre avant chaque repas, dans un peu d'eau, X gouttes et augmenter de II à IV gouttes par repas jusqu'à C et CL gouttes.

Une cuillerée à bouche dans un litre d'eau chaude pour injections prolongées deux fois par jour.

TISANE

Tisane du Ba-Ya.

Composition. — Salsepareille et cresson ioduré, quinquina, saponaire, squine, séné, sucre et miel, etc.

Mode d'action. — Dépuratif.

Indications. — Vices du sang.

TOLU

Tolu le Beuf.

Composition. — Emulsion concentrée et titrée, contenant tous les principes du baume de tolu.

Doses. — Une cuillerée à café dans de l'eau.

TRINITRINE

Indications. — Maladies du cœur et des vaisseaux.

Comprimés Roussel.

Composition. — A base de trinitrine.

TRIONAL

Indications. — Hypnotique.

Doses. — 1 gr. dans une tasse de liquide chaud ; *enfants :* 10 à 50 centigr.

URANE

Indications. — Diabète.

Vin urané Pesqui.

Composition. — Vin de Bordeaux, azotate d'urane, bromure de lithium, pepsine, quinquina, glycérine.

VALÉRIANE ET VALÉRIANATES

Propriétés. — Antispasmodique, sédatif du système nerveux.

Indications. — Nervosisme, hystérie, diabète insipide, névralgies, épilepsie, insomnies.

Granules Laboureur.

Sans odeur, ni saveur.

Composition. — Valérianate d'ammoniaque solide et

cristallisé, pur et à composition constante. Formule seule approuvée par l'Académie de Médecine, et seule inscrite au Codex.

Indications spéciales. — Chorée, hystérie, névralgies rebelles et en général toutes les affections nerveuses.

L'absence complète d'odeur et de saveur de ces granules permet de faire prendre ce sel antinerveux aux malades les plus difficiles.

Doses et mode d'emploi. — 2 granules matin et soir dans un peu de tilleul ou d'eau sucrée, ou mieux encore un granule chaque demi-heure jusqu'à diminution sensible de la douleur ou du phénomène morbide rebelle qu'on veut faire disparaître.

Bromo-valéramine Lacaze.

Composition. — Une cuillerée à café contient :

Valérianate d'ammoniaque	0.15
Bromure de strontium	0.25
Extrait de valériane	0.10

Doses. — 1 à 2 cuillerées à café dans un peu d'eau.

Capsules Bruel.

Composition. — Mélange de valérianate, d'alcool amylique et d'acide sulfurique.

Indications spéciales. — Migraines, coliques hépatiques et néphrétiques.

Doses. — 3 à 10 capsules par vingt-quatre heures.

Capsules Rousseau.

Composition. — Chaque capsule renferme 10 centigrammes de valérianate d'ammoniaque.

Dragées Auguet.

Composition. — Valériane, kola, quina, glycérophosphate de fer.

Dragées des Prémontrés.

Composition. — A base de valérianate de zinc et des principes actifs du quinquina.

Perles du Dr Lagnoux.

Composition. — Au valérianate de caféine.
Indications spéciales. — Migraine.

Pilules névrosthéniques du Dr Bosq.

Composition. — Valérianates, quinine, caféine, zinc.
Indications spéciales. — Névralgies, migraines.

Valérianate Grignon.

Composition. — Chaque cuillerée à café contient :

Extrait alcoolique de valériane	20 centigr.
Valérianate d'ammoniaque cristallisé pur	2 centigr.
Vin d'oranges	Q. S.

Valérianate Pierlot.

Composition. — Valérianate d'ammoniaque liquide.
Doses et mode d'emploi. — *Adultes :* une cuillerée à café, matin et soir, dans un demi-verre d'eau sucrée; *enfants :* le 1/4 ou la 1/2 d'une cuillerée à café.

Valérianate de cérium de Paul Thibault.

Composition. — Cérium et acide valérianique.
Indications spéciales. — Vomissements chroniques de la coqueluche et de la grossesse, mal de mer.
Doses et mode d'emploi. — Prendre 4 pilules : 2 le matin, 2 dans la journée, deux ou trois heures avant les vomissements présumés.

VANADATES

Propriétés. — Produisent une accélération des phénomènes nutritifs. Agissent à titre de pourvoyeurs d'oxygène.

Indications. — Tuberculose, surtout si elle est accompagnée d'anorexie, d'adynamie; anémie, diabète.

Granules Bourcet.

Composition. — Dosés à 1 milligr.

Métavanadate de sodium A. Petit-Mialhe.

Composition. — Solution titrée au cinq millième, une cuillerée à café en contient un milligr.

Les granules sont dosés à un milligramme.

Doses. — 1 à 5 milligr. par jour.

Métavanadate injectable de A. Petit-Mialhe.

Composition. — Dosé à 2 milligr. par ampoule.

Mode d'emploi. — Pour injections hypodermiques.

Phospho-Vanadate de fer A. Petit granulé.

Composition. — Dosé à 1 milligr. de principe actif par cuillerée à café.

Doses. — 1 à 2 cuillerées à café dans un peu d'eau.

Pilules vanado-cacodyliques Vigier.

Composition. — 1 milligr. d'acide vanadique, 25 milligr. de cacodylate de soude.

Indications spéciales. — Anémie, diabète, tuberculose.

Doses. — 2 à 4 aux repas.

Solution du Dr Laran.

Composition. — Chlorures, phosphates et acide vanadique. Un litre contient o gr. o 15 d'acide vanadique.

Solution injectable du Dr Laran.

Composition. — Cette solution contient o gr. 0005 d'acide vanadique par centimètre cube.

Tonique A. Petit au phospho-vanadate de soude.

Doses. — 1 à 2 cuillerées à soupe avant les 2 repas, 3 fois par semaine.

Vanadate de fer Petit.

Composition. — Solution dosée à 1 milligr. de vanadate par cuillerée à café.

Doses. — 2 à 3 cuillerées à café avant les deux repas, 3 fois par semaine.

Vanadate Gonnon.

Doses. — Granules dosés à 1 milligr. de vanadate de soude pur. 1 à 3 granules trois fois par semaine.

Vanadate de soude Petit.

Composition. — Dosé à 1 milligr. par cuillerée à café.

Doses. — *Solution :* 2 à 3 cuillerées à café avant les 2 repas, 3 fois par semaine. — *Granules :* 4 à 5 par jour.

Vanadate de lithine Petit.

Indications spéciales. — Arthritisme.

Doses. — 2 à 3 cuillerées à café.

Vanadine Chevrier.

Composition. — Solution d'un sel de tetroxyde de vanadium pur, additionné d'une substance oxydante.

Doses et mode d'emploi. — *Par la bouche,* II ou III

gouttes dans une cuillerée d'eau, matin et soir. Arriver à XI gouttes par jour.

Injections sous-cutanées, II à III gouttes par jour.

VASELINE

Lanoline Liebreich.

Composition. — Ether cholestérique, provenant des substances kératinisées. C'est une graisse aseptique et stérile. Se combine avec l'eau. Ne rancit pas.

Soléine.

Composition. — Vaseline naturelle aseptique.

VÉSICATOIRES

Vésicatoire d'Albespeyres.

Composition. — Le vésicatoire d'Albespeyres est préparé par des procédés mécaniques spéciaux, et il contient de la cantharide titrée incorporée à la masse emplastique.

Ce vésicatoire, après avoir été comparé à tous les autres, a été le seul choisi par le Conseil de santé des armées, et il est aujourd'hui le seul employé dans les hôpitaux militaires de l'armée française.

Il prend toujours et agit très régulièrement en quatre heures chez les *enfants*, et six à dix heures chez les *adultes*.

Il adhère très bien à la peau, et après la formation de la phlyctène, il s'en détache très facilement, sans laisser aucun débris de masse emplastique sur l'épiderme.

Mode d'action. — Toutes les fois qu'un médecin prescrit un vésicatoire, il ne doit pas oublier que le vésicatoire d'Albespeyres est un agent vésicant sur l'efficacité duquel il peut compter avec certitude.

Il y a lieu également de rappeler que le vésicatoire d'Albespeyres est un révulsif tout à fait spécial, dont l'action est tout à fait différente de celle des agents caustiques ou des pointes de feu, par exemple.

Dans tous les cas, le vésicatoire présente une modalité particulière dans ses effets dépendant de la cantharidine, qui lui communique une efficacité spéciale contre toutes les affections inflammatoires de nature infectieuse. En raison de sa composition constante, le vésicatoire d'Albespeyres est surtout d'un emploi avantageux dans ces cas si souvent complexes.

Doses et mode d'emploi. — Le mode d'emploi est des plus simples. Il suffit d'appliquer le vésicatoire d'Albespeyres par le côté noir et de le fixer par un lien quelconque. La dose, c'est-à-dire la grandeur du vésicatoire, ne peut faire l'objet d'aucune observation générale, vu la diversité pour ainsi dire infinie des indications thérapeutiques, relatives à l'emploi du vésicatoire.

Vésicatoire liquide de Bidet.

Mode d'emploi. — Application facile sur tous les points saillants ou creux.

VICHY-ÉTAT

Sels de Vichy-Etat.

Les sels de Vichy-Etat sont le résultat de l'évaporation de l'eau des différentes sources de l'Etat à Vichy.

L'eau de ces sources est amenée par une pompe puisant directement aux différents griffons, dans une bâche d'alimentation d'un appareil concentrateur à sextuple effet. L'eau minérale y est soumise en vase clos et par l'action de la vapeur, à une concentration méthodique que facilite la dépression énergique d'une pompe à vide. A la sortie de l'appareil, l'eau concentrée au degré voulu est conduite dans des bacs ou la cristallisation se produit au fur et à mesure du refroidissement.

On enlève ces cristaux, qui sont surtout constitués par du carbonate de soude neutre, et on les soumet à l'action du gaz carbonique qu'un ventilateur aspirant va prendre directement aux sources. Cet acide restitue à ce carbonate l'acide carbonique qu'il avait perdu par l'action de la chaleur et reconstitue un composé salin semblable à celui qui existait dans l'eau minérale. C'est ce composé qui est appelé Sel de Vichy-Etat et qui sert à préparer une eau digestive artificielle se rapprochant de l'eau naturelle puisqu'il en contient tous les principes actifs.

De l'avis des médecins, il est bien supérieur au simple bicarbonate de soude et doit lui être préféré.

Pastilles de Vichy-Etat.

Composition. — Les pastilles de Vichy-Etat sont bien connues : toutefois leur application ne remonte pas au-delà de 1822. Darcet, ayant remarqué que le bicarbonate de soude était la substance la plus active des eaux de Vichy, eut l'idée d'en faire des pastilles auxquelles il donna le nom de *Pastilles de Vichy*. C'est avec les *Sels extraits des Eaux de Vichy* que sont préparées aujourd'hui les pastilles provenant de l'établissement thermal de Vichy, conformément à la formule de Darcet ; 2 ou 3 suffisent pour faciliter la digestion.

Comprimés Vichy-Etat.

Ce sont de petites pastilles fabriquées avec le sel Vichy-Etat qui, par une compression énergique, se trouve ramené à son minimum de volume.

De plus, leur composition chimique est telle qu'ils dégagent une certaine quantité de gaz en se dissolvant dans l'eau, ce qui la rend très agréable à boire et surtout très digestive.

VIANDE CRUE ET JUS DE VIANDE

Mode d'action. — Tonique, apéritif, reconstituant.

Indications. — Allaitement, anémie, tuberculose, convalescence.

Elixir alimentaire Ducro.

Composition. — Les matières premières qui concourent à la préparation de l'élixir Ducro sont : la viande crue, l'hypophosphite de soude, l'eau-de-vie et les écorces d'oranges amères.

Indications. — Ses propriétés reconstituantes énergiques le recommandent dans tous les cas où il convient de réparer les pertes de l'économie : anémie; affections de poitrine, cancéreuses; dyspepsies; diarrhées; fièvres; croissances difficiles, sénilité, convalescences; grippe, influenza et ses suites. Il est d'un puissant secours pour les malades chez qui le manque d'appétit est absolu. Son goût agréable le fait prendre avec plaisir, quelle que soit la répugnance pour les aliments. Il est toujours digéré. Il tonifie, régénère, soutient l'organisme, même à défaut de toute nourriture.

Doses et mode d'emploi. — Une à deux cuillerées au moment des repas. Pour les personnes qui refusent toute nourriture, une cuillerée d'élixir toutes les deux heures soit pur, soit ajouté à du bouillon, de la tisane.

Salvatose.

Composition. — Viande crue pulvérisée obtenue par dessiccation.

Doses. — 1 cuillerée à soupe pour les *adultes*, une cuillerée à café pour les *enfants* 2 ou 3 fois par jour, soit avant, soit après le repas.

Mode d'emploi. — Se prend dans du potage, de la crème, de l'eau, du lait.

VIANDE

Musculine Guichon.

Composition. — C'est une préparation alimentaire et médicinale, formée de la partie la plus délicate du filet de bœuf — conservée à l'état cru, à l'aide de minutieux procédés, mais *sans mélange ni contact d'aucun agent chimique*, et présentée sous la forme de « tablettes glacées » d'un aspect et d'un goût agréables. Chaque tablette ou pastille, du poids de 2 grammes, représente la « *substance nutritive et seule assimilable* » de 10 grammes environ de chair musculaire crue. Ce produit, d'une richesse incomparable, a été soigneusement débarrassé de tous les éléments inertes ou réfractaires à la digestion.

Indications spéciales. — Il possède l'immense avantage de restaurer énergiquement les forces des malades, tout en n'imposant aucune fatigue aux estomacs les plus délabrés.

Beef-chocolat.

Composition. — Chocolat à la viande crue stérilisée et pulvérisée, contient 30 p. 000 de viande.

Bouillon de Santé Rousset.

Composition. — 100 grammes renferment :

Matières albuminoïdes	7 gr. 75
Principes extractifs	3 — 70
Chlorure de sodium	9 — 20
Phosphates solubles	2 — 60
Sels divers et pertes	0 — 70
Eau	76 — 25

Chocolat Rousseau.

Composition. — 1 tablette contient 20 gr. de viande.

Doses. — 2 à 4 tablettes par jour.

Jus de bœuf de Wyeth.

Composition.— Liquide, obtenu avec de la viande de bœuf, contenant les principes albumineux nutritifs.

Doses et mode d'emploi. — Une demi-cuillerée à café, dans un demi-verre d'eau tiède ou glacée.

Jus de viande Valentine.

Composition. — Jus concentré de bœuf.

Mode d'emploi. — Se prend mêlé à l'eau froide.

Manioc Rousset.

Composition.—Potage au suc de viandes et de légumes.

Indications spéciales. — Dyspepsie.

Mode d'emploi et doses. — Jeter en pluie une cuillerée de Manioc dans une verrée d'eau bouillante salée et continuer l'ébullition de 8 à 10 minutes.

Poudre de viande Rousseau.

Composition.—Représente 5 fois son poids de viande.

Viande granulée Rousseau.

Doses.— 2 à 6 cuillerées à bouche par jour.

Autre spécialité à base de viande.

Poudre de viande Moride.

DEUXIÈME PARTIE

MÉMORIAL THÉRAPEUTIQUE

ACCOUCHEMENTS. — **Bromure d'éthyle**, 47. — Laurénol, 194.

ACNÉ. — **Borique** (Acide) : Sulfo-bore, 45. — **Levure de Bière** : Levurine, 196; Levurose Cattaert, 196. — **Phénique (Acide)** : Phényl-Glycol du Dr Henry, 243. — Thiol, 295.

ADYNAMIE. — **Ether** : Capsules Bruel, 115; Capsules d'éther valérianique de Vial, 115; Perles d'éther Clertan, 115. — **Malt** : Extrait de Strauss, 203; Extrait Tourtan, 203; Maltesine Tissot, 203. — **Vanadates** : Pilules Vigier, 299; Vanadine Chevrier, 301; Vanadate de fer Petit, 300.

ALBUMINURIE. — **Glycérophosphates** : Sirop Fournier glycérophosphaté, 144; Injections glycérophosphatées Fournier, 145. — **Hémoglobine** : Hémazone Delestre, 157. — **Lactique** (Acide) : Strontiane lactique Midy, 192. — **Oxygène** : Oxygène Lavigne, 226. — **Peptone** : Elixir de Robin, 238. — **Phospho-Glycérate de chaux** : Neurosine Prunier, 250; Sirop, Vin et Capsules de Chapoteaut, 251. — **Strontium** : Midy, 286. — **Tannin** : Tannigène Granulé Vicario, 291.

ALIMENTATION DES ENFANTS ET CONVALESCENTS. — **Farines** : Céravène, 120; Céréalose, 120; Farine Dutaut, 120; Farine lactée Nestlé, 120; Farine maltée Defresne, 120; Farine mexicaine, 121; Farine Morton, 121; Farine Renaux, 121; Farine Vial, 121; Nourricine Jolivet, 121; Nutritine Déjardin, 121; Phosphogyne Feder, 121; Racahout Delangrenier, 121. — **Ostéine** : Ostéine Mouriès, 226.

ALLAITEMENT. — **Cascara** : Cascarine Leprince, 60 — **Noyer** (Feuilles de) : Elixir vital de Quentin, 214; Elixir Aurier, 215. — **Viande** : Bouillon de santé Roussel, 305. Elixir Ducro, 304; Musculine Guichon, 305;

AMÉNORRHÉE. — **Apiol** : Apiol Joret et Homolle, 30;

— **Créosote** : Capsules Cognet, 95 ; Emulsion Marchais, 94. — **Goudron** : Capsules néo-balsamiques Feder, 151 ; Goudron Verne soluble, 152. — **Orexine** : 152. — **Helénine** : Globules du Dr de Korab, 155. — **Pétrole** : Capsules Gardy, 242. — **Terpine** : Elixir Vigier, 294 ; Terpine Tarible, 295.

CATARRHE PULMONAIRE. — **Benjoin** : Pastilles Gourdel, 35 ; Crème Michel, 35. — **Copahu** : Capsules Raquin, 91 ; Capsules Vée, 93 ; Copahidia Mazeron, 93. — **Eucalyptol** : Capsules Cognet à l'eucalyptol absolu iodoformo-créosoté, 146. — **Goudron** : Goudron Verne soluble, 152.

CATARRHE VÉSICAL. — **Cubèbe** : Capsules E. Delpech, 103 ; Dragées Labélonye, 103. — **Melaleuca** : Niaouli-Natton, 206. — **Pin** : Pastilles Pascal, 253 ; Sirop de Lagasse, 254. — **Salol** : Capsules au baume du Pérou de A. Cartaz, 274. — **Santal** : Capsules de Raquin, 221. — Pepto-santal Vicario, 221. — **Terpine** : Elixir Vigier, 294 ; Terpine Tarible, 295.

CÉPHALALGIE. — Salophène, 275.

CHANCRE. — **Borique** (acide) : Boricine Meissonnier, 43. — Crayons et ovules Chaumel, 139. — **Sozoiodol** : Sozoiodol de soude Reinicke, 284.

CHLOROSE. — **Absinthine** : Globules Duquesnel, 13. — **Albuminate de fer** : Dragées Trouette, 15 ; Dragées néo-martiales, 16 ; Liqueur Laprade, 16 ; Solution néerlandaise, 16. — **Cacodylates** : Fer Glasser, 53. — **Carbonate de fer** : Pilules Blaud, 58. — Cérébrine Fournier, 64. — **Chlorhydrophosphate** : Solution Henry Mure, 72. — Dragées de Grimaud, 113. — **Fer** : Rhamno-fer Eparvier, 122 ; Capsules de fer iogène, 123 ; Dragées de fer Bris, 123 ; Dragées de Duroziez, 123 ; Elixir Farget, 124 ; Elixir eusthénique, 125 ; Fer Bravais, 125 ; Fer pepto-manganique du Dr Gude, 126 ; Granules antimonio-ferreux du Dr Papillaud, 127 ; Hématogénine, 127 ; Pilules et Vin Pourtal, 127 ; Pilules Régina, 128 ; Poudre de Burin du Buisson, 128 ; Sirop et dragées F. Ville, 128 ; Solution Lebaigue, 129 ; Vita-Salt, 130. — **Foie de Morue** (extrait de) : Dragées, grains, vin Meynet, 130 ; Figadol, 131 ; Vins et sirops Despinoy, 131. — **Glycérophosphates** : Granulés, Sirop et Solution Fournier, 144, 145 ; Phospho-glyco-fer Cheynet, 148 ; Sirop Vacheron, 148 ; Tablettes Renard, 148 ; Vin Dupray, 149 ; Vin Legendre, 149. — **Hémoglobine** : Cachets Crinon, 156 ; Dragées Martinet, 157 ;

sie : Chocolat purgatif de Desbrière, 200; Magnésie de Lebeault, 201 ; Magnésie Roy, 201 ; Poudre de Rogé, 201 ; Sel Sedlitz-Chanteaud, 202. — **Nerprun** : Sirop de Pagliano du Dr Pierrhugues, 213. — **Podophylle** : Pilules Pausodun, 255 ; Pilules Coirre, 255 ; Pilules Descayrac, 256. — **Psyllium** : Graines Blottière, 257. — **Purgatifs** : Pilules Vigier, 258 ; Pilules Morison Moulin, 258 ; Tisane américaine des Shakers, 258. — **Quassia amara** : Dragées du Dr Lux, 259. — **Rhamnus Purshiana** : Pilules Eparvier, 267. — **Rhubarbe** : Pilules Martin, 268 ; Rhapontin, 268. — **Scammonée** : Biscuits Vée, 279. — **Strychnine** : Granules du Dr Legros, 288. — **Sulfate de Sodium** : Sedlitz Dumas, 290. — **Tamarin** : Extrait de Tamarin Besson, 291.

CONVALESCENCE. — **Albuminate de Fer** : Dragées de fer Trouette, 15. — **Arsenicaux** (sels) : Pilules synergiques Manoury, 32. — **Farines** : Farine lactée Nestlé, 120 ; Farine Morton, 120. — **Fer** : Rhamno-fer Eparvier, 122 ; Elixir Lucas, 125 ; Fer Bravais, 125 ; Hématogénine, 127 ; Vin Cabanès, 129 ; Vita-Salt, 130. — **Foie de Morue** (Extrait de) : Dragées, Grains, Vin Meynet, 130, Figadol, 131 ; Vins et Sirops Despinoy, 131. — **Glycéro-Phosphates** : Sirop Fournier Glycérophosphaté, 144 ; Glycomorrhuum Faudon, 146 ; — Glycophosphates Astier, 147 ; Neuro-Kola, 147 ; Phosphéine Bretonneau, 148 ; Vin royal Couturieux, 148 ; Vin Dupray, 149. — **Glycérophosphate de Fer** : Elixir Mutin, 149 ; Glycéro-Kola André, 149 ; Kola Pausodun, 189. — **Noyer** (Feuilles de) : Elixir Quentin, 214. — **Phospho-Glycérate de Chaux** : Neurosine Prunier, 250 ; Tonique Gonnon, 252. — **Quinium** : Vin de Labarraque, 261. — **Quinquina** : Vin Désiles, 263 ; Vin de Bugeaud, 265 ; Quinquina Astier, 266. — Vin Pausodun, 285. — **Viande** : Elixir alimentaire Ducro, 304 ; Salvatose, 304 ; Musculine Guichon, 305 ; Jus de viande Valentine, 306.

CONVULSIONS. — **Chloral** : Chloral bromuré Dubois, 68 ; Sirop Gélineau, 69.

COQUELUCHE. — **Benjoin** : Sirop benzoïque de Serres, 35. — **Bromoforme** : Sirop Cardinal, 45 ; Sirop Montegniet, 45 ; Sirop Rami, 45 ; Sirop Ramos, 46. — **Bromure de Potassium** : Dragées Gélineau, 47. — **Chloral** : Chloral bromuré Dubois, 68 ; Chloral perlé de Limousin 69 ; Sirop Gélineau, 69. — **Datura** : Poudre Bouillot, 104 ; Sirop de Jannin, 104. — **Drose-**

ra : Sirop Dumée, 109; Granules des Vosges, 110. — **Hélénine** : Sirop du Dr de Korab, 156. — **Ipécacuanha** : Sirop pectoral de Deharambure, 184. — **Lactucarium** : Sirop d'Aubergier, 193. — **Narcéine** : Elixir Gras, 213 : Sirop de Gigod, 213. — **Phénique** (Acide) : Sirop Friant, 243. — **Styrax** : Pâte Johnson, 288.

CORYZA. — **Borique** (Acide) : Sulfo-Bore, 45. — Cérébrine Fournier, 64. — **Menthol** : Dragées Bengué, 207, Menthane Bardy, 208; Poudre Tarnaise Bertrac, 209.

COUPURES. — **Emplâtres** : Taffetas Marinier vulnéraire, 112. — **Fer** : Ferroxyline-Eparvier, 122.

CRACHEMENTS REBELLES : Emulsion Marchais, 94.

CRACHEMENTS DE SANG. — **Hémostatiques** : Eau de Tisserand, 159; Eau de Léchelle, 159.

CRAMPES D'ESTOMAC. — **Bismuth** : Pastilles et Poudres Paterson, 41. — **Elixir parégorique** : Elixir et Gouttes Pausodun, 110. — **Quinquina** : Vin de Bernard, 264. — Vichy-État, 302.

CROISSANCE. — **Albuminate de Fer** : Dragées de fer Trouette, 15; Dragées néo-martiales, 16. — **Iodure de Fer** Sirop Philippon, 182; Pilules et Sirop de Rebillon, 182. — **Opothérapie** : Capsules de thymus Vigier, 217. — **Phosphate de Chaux** : Phosphate gélatineux Leroy, 245; Vin Langlebert, 247.

CUIR CHEVELU (Affections du). — **Pilocarpine** : Capilligène Faudon, 253.

CYSTITE. — **Goudron** : Goudron Freyssinge, 152. — **Maïs** : Sirop du Dr Dufau, 202. — **Salol** : Capsules au baume du Pérou de A. Cartaz, 274. — **Santal** : Capsules Raquin au Santal, 221 ; Pepto-santal Vicario au salol-santal, 221.

DARTRES. — **Amédermine** : Amédermine Ferrouillat, 18. — **Hydrastis canadensis** : Granules et Sirop de Lépine, 168. — **Phénique** (Acide) : Phényl-Glycol du Dr Henry, 243. — **Soufre** : Savon de Mollard, 283.

DÉBILITÉ GÉNÉRALE. — **Phosphate de chaux** : Solution des frères maristes, 244. — **Viande** : Elixir alimentaire Ducro, 304.

DÉBILITÉ NERVEUSE. — **Glycérophosphates** : Sirop Fournier glycérophosphaté, 144 ; Solutions Fournier, 145.

DELIRIUM TREMENS. — **Chloral** : Chloral bromuré Dubois, 68 Sirop de Follet, 70.

gestive de Descayrac, 37 ; Stomacol Boulet, 38. — **Boldo** : Boldo-Verne, 43. — **Bromures** : Strontium bromuré Midy, 50 ; Sirop bromuré Henry Mure, 52. — **Cascarille** : Capsules azymes végétales Masclet, 62. — **Charbon végétal** : Charbon granulé Fraudin, 67 ; Charbon Tissot, 67 ; Poudre et Pastilles de Belloc, 67. — **Chlorhydro-phosphate de chaux** : Solution Henry Mure, 72 ; Solution Coirre, 73. — **Cocaïne** : Antigastralgique Winckler, 81 ; Chlorodiastine du Dr Malay, 82. — **Colombo** : Elixir toni-radical de Blottière, 89 ; Vin Houssaye, 89. — **Fer** : Vin du Dr Cabanès, 129. — **Hélénine** : Tonique Beuvrier, 156. — **Iode** : Vin de Bagnols-Saint-Jean, 177. — **Képhir** : Pulvo-Képhir, 185. — **Kola** : Kola granulée Vigier, 185. — **Légumine** : Biscottes du Dr Vœbt, 194. — **Maïs** ; Sirop du Dr Dufau, 202. — **Malt** : Extrait de malt Dardanne, 203 ; Malt phosphaté de Pinel, 203. — **Naphtol** : Cachets de Trouette-Perret, 212. — **Oxygène** : Solution Lavocat, 226. — **Papaïne** : Papaïne Trouette-Perret, 227. — **Pepsine** : Digestif du Dr Fleurot, 233 ; Pilules de Hogg, 236 ; Tridigestine Dalloz, 237. — **Quassia Amara** : Gouttes de Descayrac, 259 ; Pilules de Surinam, 259. – **Quina** : Quina Laroche, 260 ; Vin de St-Gall, 260. — **Quinquina** : Quina Aurier, 264 ; Vin de Gilbert Seguin, 266. — **Rhamnus purshiana** : Pilules Eparvier, 267. — **Rhubarbe** : Pilules d'émodine Martin, 268. — **Strychnine** : Granules du Dr Legros, 288. — **Viande crue** : Elixir alimentaire Ducro, 304 ; Musculine Guichon, 305. — Vichy-Etat, 302.

DYSPNÉE. — **Strophantus** : Elixir poly-ioduré Duflot, 286 ; Vin de Strophantus Acard, 287.

DYSURIE. — **Céleri sauvage d'Algérie** : Apio-Gravéol Besson, 64. — **Maïs** : Sirop du Dr Dufau, 202.

ÉCLAMPSIE. — **Bromure de potassium** : Dragées Gélineau, 47. — **Bromures** : Tribromure de Gigon. 52. — **Chloral** : Chloral bromuré Dubois, 68 ; Sirop de Lecomte, 70.

ECZÉMA. — **Antiseptiques** : Poudre Fauché, 28. — **Arsénicaux** (Sels) : Manganesia, 32. — **Bismuth** : Dermatol Knorr, 41 ; Veloutine Ch. Fay, 42. — **Emplâtres** : Emplâtres Cavaillés, 111. — **Formol** : Tannoforme, 132. — **Huile de Chaulmoogra** : Globules, Baume et Savon Bories, 161. — **Ichtyol** : Ichtalbine Knoll, 170. — **Levure de bière** : Levu-

GANGRÈNE PULMONAIRE. — **Acide phénique** : Sirop phéniqué de Vial, 243.

GASTRALGIE.— **Bicarbonate de soude** : Poudre digestive Descayrac, 37 ; Stomacol Boulet, 38.— **Bromures** : Sirop Gélineau, 48. — **Chloral** : Chloral bromuré Dubois, 68. — **Chlorure d'éthyle** : Chloréthyle Bengué, 74. — **Coca** : Solution du Dr Watelet, 80 : Thé Mariani, 80. — **Cocaïne** : Antigastralgique Winckler, 81 ; Chlorodiastine du Dr Malay, 82. — **Condurango** : Extrait Wuhrlin, 90. — **Hélénine** : Tonique Beuvrier, 156. — **Melaleuca** : Goménol, 206; Niaouli Natton, 206. — **Menthol** : Menthol-Bajin, 208 ; Menthol Vigier, 208.— **Pepsine** : Chloridia Duflot, 233 ; Digestif Fleurot, 233 ; Perles de Chapoteaut, 236. — Vichy-Etat, 302.

GASTRITE. — **Légumine** : Biscottes du Dr Vœbt, 194. — **Papaïne** : Papaïne Trouette-Perret, 227. — **Peptone** : Elixir Chatrousse, 238 ; Elixir, Sirop, Vin Defresne, 238 ; Peptonate de fer Robin, 239 ; Peptone Catillon, 240 ; Vin Saint-Germain, 241.

GASTRO-INTESTINALES (Affections). — **Bismuth** : Poudre digestive Royer, 41. — **Hémoglobine** : Myoglobine Maurin, 159. — **Pepsine** : Poudre digestive Royer, 236. — Suppositoires Chaumel à tous médicaments, 139. — **Tannin** : Tannalbine Knoll, 292.

GÉNITO-URINAIRES (Maladies des organes). — Pepto-Santal Vicario, 221.

GERÇURES. — **Argent** (nitrate d') : Baume d'argent, 31.

GLYCOSURIE. — **Oxygène** : Eau oxygénée du Dr Baldy, 226.

GOITRE. — **Iodure d'éthyle** : Savon fondant Beynet, 178. — **Opothérapie** : Capsules de corps thyroïde Vigier, 218 ; Tablettes de thyroïde Catillon, 220 ; Thyroïdine Aures, 220 ; Comprimés d'iodothyrine Bayer, 221 ; Tablettes de thyroïde Chaix et Rémy, 223 ; Tablettes Couturieux, 224; Thyradène Knoll, 224; Thyroïdine Bouty, 224 ; Thyroïdine Flourens, 224.

GORGE (Maux de). — **Benzoate de soude** : Solution Pelisse, 37. — **Borique** (Acide) : Gargarisme du Dr Monvenoux, 45 ; Sulfo-Bore, 45. — **Coaltar** : Coaltar Le Beuf, 76.— **Chlorate de potasse** : Pastilles Acard, 71 ; Pastilles Dethan, 71 ; Pastilles Mille, 71. — **Cocaïne** : Cocaïne Midy, 82 ; Gargarisme sec du Dr Williams, 82; Pastilles Acard, 83 ; Pastilles Bruneau, 83 ; Pastilles Houdé, 83. — **Gaïac** : Pastilles Cartaz, 134 ;

Bascourret, 111; Papier Wlinsi, 112. — **Hydrastis Canadensis** : Granules et sirop de Lépine, 168. — **Iode** : Coton Laprade, 171; Iod-Albacide, 172; Tisane des Ba-ya, 295; Vin Moride, 176. — **Iodure de Sodium** Sirop Boissy, 184. — **Menthol** : Baume analgésique : Bengué. 207. — **Opothérapie** : Comprimés d'iodothyrine Bayer, 221. — Crêpe Velpeau, 227. — **Salicylate de Lithine** : Solution du Dr Clin, 271. — **Salicylate de Méthyle** : Baume Mayniel. 271; Bétulol, 271. — **Salicylique** (acide) : Aspirine, 273. — Salophénine, 275. — **Sarracenia purpurea** : Poudre de Sarracenia Natton, 278. — **Scille** : Vin Duflot, 279.

RHUME. — **Codéine** : Sirop et pâte Berthé, 84. — **Créosote de Hêtre** : Capsules Cognet, 95; Gouttes Livoniennes de Trouette-Perret, 97; Capsules Dartois, 97; Pilules Hanotel, 100. — **Emplâtres** : Emplâtre poreux, 111; Papier Wlinsi, 112. — **Eucalyptol** : Capsules Cognet. 116; Sirop Broncho-tonique de J. Germain, 118. — **Eucalyptus** : Sirop A. Picot, 116. — **Gaïacol** : Carbonate Vigier, 136; Baume de Tolu Le Beuf. — **Goudron** : Pastilles Géraudel, 152; Menthane Bardy, 208. — **Narcéine** : Elixir Gras, 213; Sirop de Gigon, 213. — **Pectoraux** : Pâte et sirop de Pierre Lamouroux, 229; Pâte et sirop de Nafé, 229; Pâte pectorale de Vée, 229; Pectoraux Lebeault, 229. — **Salicylique** (acide) : Pastilles salicylées Chevrier, 273. — **Styrax** : Pâte Johnson, 288.

ROUGEOLE. — Sirop Friant, 243.

ROUGEURS. — Amédermine Ferrouillat, 18.

SANG (Maladies du). — **Iode** : Tisane des Ba-ya, 295. — **Iodure de fer** : Dragées et sirop de F. Gille, 181; Sirop Philipon, 182. — **Noyer** : Elixir vital de Quentin, 214. — **Quinquina** : Vin Désiles, 263.

SCARLATINE. — Savons antiseptiques Vigier, 25. — Sirop Friant, 243.

SCIATIQUE. — **Bain** du Dr Lamau, 33. — **Belladone** : Toile sédative Cadet de Gassicourt, 34. — **Capsicine** : Gyrol, 58. — Cérébrine bromo-iodée Fournier, 64.

SCROFULE. — **Antimoine** : Vin de Baudon, 22. — **Bains médicamenteux** : Sels de Pennès, 33. — **Chlorhydro-Phosphate de chaux** : Solution Coirre, 73. — **Chlorure de Sodium** : Sel de Thalassa, 75. — **Cresson** : Sirop de Mayaud, 102. — **Cyanure d'or** : Granules Acard au cyanure d'or, 103. — **Glycérine** :

Vin Langlebert, 144. — **Huile de Chaulmoogra** : Globules, Baume et Savon Bories, 161. — **Huile de foie de morue** : Emulsion Defresne, 162 ; Emulsion française du Dr J. Portal, 162 ; Emulsion Gabriot, 163. — **Iode** : Sirop Girard, 174 ; Tisane des Ba-ya, 295. — **Iodure de Fer** : Pilules et sirop Blancard, 179 ; Pilules Vezu, 180 ; Sirop Philipon, 182. — **Noyer** (Feuilles de) : Elixir vital de Quentin, 214 ; Elixir Aurier, 215. — **Phosphate de chaux** : Solution des Frères Maristes, 244. — **Salsepareille** : Rob Boyveau Laffecteur, 275. — **Viande crue** : Elixir alimentaire Ducro, 304 ; Musculine Guichon, 305.

SEINS (**Maladies des**). — **Opothérapie** : Capsules mamelliques Vigier, 217. — **Orthoforme** Creil, 225.

SPASMES. — **Cassia** : Poudre et vin de Natton, 62. — Cérébrine bromée Fournier, 64. — **Ether** : Capsules Vial, 115. — **Mélisse** : Eau de mélisse Boyer, 207.

SPERMATORRHÉE. — Elixir et dragées ferro-ergotées, Mannet, 124.

STOMATITE. — **Chlorate de Potasse** : Pastilles Acard, 71 ; Tablettes Chloro-boratées de Deslauriers, 72. — **Sublimé** : Savon dentifrice Prost, 289.

SUEURS. — **Agaricine** : Pilules Acard, 15. — **Formol** : Tannoforme, 132.

SURALIMENTATION. — **Peptone** : Defresne, 238. — **Viande crue** : Poudre de viande Rousseau, 306.

SURMENAGE. — Cérébrine Fournier, 64. — **Glycérophosphates** : Sirop Fournier, 144. — **Iode** : Sérum névrosthénique, 174. — **Kola** : Kola-Bah-Natton, 187 ; Vin Ecalle, 191. — **Phosphate de chaux** : Vin glycophosphaté Langlebert, 247.

SYNCOPE. — **Cardamome** : Eau Pausodun, 59. — **Ether** : 115.

SYPHILIS. — **Benzoate de Mercure** : Bretonneau, 36. — **Biiodure de Mercure** : Sirop et Dragées de Gibert, 38. — **Copahu** : Capsules Raquin, 91. — **Huile de Chaulmoogra** : Globules, Baume et Savon Bories, 161. — **Iode** : Elixir Deret, 171 ; Iod-Albacide, 172 ; Tisane des Ba-ya, 295. — **Iodure de fer** : Pilules et sirop à l'iodure ferreux de Blancard, 179 ; Sirop Philipon, 182. — **Iodure de Potassium** : Iodure Souffron, 182 ; Iodures Laroze, 183 ; Iodurine granulée, 183 — **Mercure** : Huile bi-iodurée Coutarieux, 210 ; Biscuits du Dr Olivier, 210 ; Dragées Goy,

TROISIÈME PARTIE

MÉMORIAL PHARMACEUTIQUE

1° RÉPERTOIRE DES SPÉCIALITÉS (1)

(1) Le nom du Fabricant est mentionné en italiques, lorsque son nom ne se trouve pas déjà dans le titre du produit.

2° RÉPERTOIRE DES SPÉCIALISTES (1)

Acard, 2 et 4, rue Neuve-Popincourt.
Adrian et Cie, 9, rue de la Perle.
Allié et Cie, 2, rue des Lions-Saint-Paul.
André, à Valence.
Anthoine, à Châteauroux.
Astier, 72, avenue Kléber.
Audistère, 20, rue de Rivoli.
Augendre, à Maisons-Laffitte.
Auguet, à Lyon.
Aulagne, à Saint-Etienne.
Aurier, à Neuilly-sur-Seine.

Bailly, 22, rue Drouot.
Bain et Fournier, 43, rue d'Amsterdam.
Ballon, 55, rue de Sèvres.
Barberon, place des Vosges.
Bardet, 76, rue de Sèvres.
Bardy, 7, rue de Rome.
Barlerin, à Tarare.
Barthélemy, Le Raincy.
Bascourret, 37, rue de Galilée.
Basset, place des Terreaux, à Lyon.
Batteur, à Lille.
Baudon, 12, rue Charles V.
Bayard, 11, rue Sévigné.
Bayer et Cie, 24, rue d'Enghien.
Bély, 78, boulevard des Batignolles.
Bengué (Dr), 47, rue Blanche.
Béral, 14, rue de la Paix.
Bérard, à Lyon.
Bernède, à Bordeaux.
Berthiat, 107, faubourg Saint-Antoine.
Bertrand, 182, avenue de Versailles.
Besson, 29, rue de l'Obélisque, à Châlon-sur-Saône.
Beuvrier, 103, avenue de Villiers.
Beynet, 6, rue de Babylone.
Blancard et Cie, 40, rue Bonaparte.
Bobée, 49, avenue Bosquet.
Bobœuf, 22, boulevard Poissonnière.
Bocquillon-Limousin, 2 *bis*, rue Blanche.
Boette, 65, rue Blanche.
Bohn, à Sèvres.
Boisson, 100, rue Montmartre.
Botot, 17, rue de la Paix.
Bouchet, à Poitiers.
Bouillot, 44, rue Cambon.
Bourcet, à Lyon.
Bouty et Cie, rue de Châteaudun, 1.
Bovet, à Clamart (Seine).
Brachat, à Bordeaux.
Bravais, 130, rue Lafayette.
Bretonneau, 6, rue Marengo.
Bruel, à Bécon-les-Bruyères.
Bruel, à Gallardon (Eure-et-Loir).
Bruneau, à Lille.
Brunelet, 22, rue Turbigo.
Brunot, 10, rue de Chaillot.
Brunot, pharmacien, à Limoges.
Bucaille, à Ivry-la-Bataille.
Bunoz, à Lyon.

(1) Toutes les fois que la localité n'est pas indiquée, il s'agit de *Paris*.

CABANÈS, 34, boulevard Haussmann.
CALLMANN, 2, rue de l'Echelle.
CAPMARTIN ET Cie, à Blaye.
CARBONEL, à Avignon.
CARPENTIER ET Cie, à la Fère.
CARRA, à Lyon.
CARTAZ, 81, rue Lafayette.
CASTHELAZ, BRUÈRE ET Cie, 19, rue Sainte-Croix-de-la-Bretonnerie.
CASTINEL, 22, boulevard Longchamp.
CATILLON, 3, boulevard Saint-Martin.
CAVAILLÈS, 9, rue du Quatre-Septembre.
CAZIN, 32, faubourg Montmartre.
CHAIX, 10, rue de l'Orne.
CHAMPIGNY ET Cie, 19, rue Jacob.
CHAPÈS, 12, rue de l'Isly.
CHAPOTOT, 56, boulevard Ornano.
CHAPPELLE, 5, cours Morand, à Lyon.
CHARTON, 2, rue Tiron.
CHASSAING ET Cie, 6, avenue Victoria.
CHASSEVANT, 8, rue Dauphine.
CHATROUSSE, à Grenoble.
CHAUCHY, 122, faubourg Saint-Honoré.
CHAUMEL DU PLANCHAT, 87, rue Lafayette.
CHENNEVIÈRE, 13, rue Sévigné.
CHEVALIER, 23, rue du Four.
CHEVRIER, 21, faubourg Montmartre.
CHEYNET, à Lyon.
CHOFFÉ (Dr), 18, rue des Arts, à Levallois-Perret.
CHOUBRY FRÈRES ET REMY, à Avize (Marne).
CHRISTEN, 16, rue du Parc-Royal.
CLARON, à Lyon.
CLIN ET Cie et COMAR ET FILS, 20, rue des Fossés-Saint-Jacques.
COGNET, 43, rue de Saintonge.
COIRRE, 79, rue du Cherche-Midi.
COLLAS, 8, rue Dauphine.
COLLIN, 86, rue du Bac.
COLLIN ET Cie, rue de Maubeuge, 49.
COLOMER, 28, rue Bergère.
COMPAGNIE DES COULEURS D'ANILINE, 31, rue des Petites-Ecuries.
COMPAGNIE FERMIÈRE DE VICHY-ETAT, 24, boulevard des Capucines.
CORNU, 41, rue de Vanves.
COUPARD, 24, boulevard des Batignolles.
COUTURIEUX, 3, rue Washington.
COUVREUR, à Roubaix.
CRINON, 45, rue de Turenne.
CROS, à Montpellier.
CROSNIER, 21, rue Vieille-du-Temple.
CRUET, 4, rue Payenne.
CRUZEL, pharmacien à Monte-Carlo.
CUSSAC, à Bergerac.

DALLOZ, boulevard de la Chapelle, 13.
DANJOU, 40, rue de Béthune, à Lille.
DARDANNE, 11, rue Le Regrattier.
DARRASSE ET Cie, 24, avenue Victoria.
DEFFINS, 21, faubourg Poissonnière.

DEGLOS, boulevard Montparnasse, 38.
DEHAUT, 147, faubourg Saint-Denis.
DÉJARDIN, 109, boulevard Haussmann.
DELANGRENIER, 53, rue Vivienne.
DELANOË, à Antrain (Ille-et-Vilaine.
DELATTRE, à Arras.
DELAUNAY, à Montargis.
DELOUCHE ET Cie, 2, place Vendôme.
DELPECH, 23, rue du Bac.
DERBECQ, 24, rue de Charonne.
DESNOIX, 17, rue Vieille-du-Temple.
DESPINOY ET Cie, 3, rue des Lions-Saint-Paul.
DESPREZ, 115, rue Saint-Honoré.
DESVILLES, 24, rue Etienne-Marcel.
DETHAN, 23, rue Baudin.
DETRAY, 1, rue des Tournelles
DITELY ET Cie, 18, rue des Ecoles.
DORÉ, 116, rue de Belleville.
DOUMER, La Bastide-Murat (Lot).
DUBOIS, 20, place des Vosges.
DUBOIS, 56, quai Jemmapes.
DUBOST, à Mâcon.
DUBOURG, 6, rue Crozatier.
DUBRECILH, 7, rue Judaïque, à Bordeaux.
DUCRO, 20, place des Vosges.
DUFILHO, à Saint-Cloud (Seine).
DUHOURCAU (Dr), 11, rue Mayet.
DUMAS, à Limoges.
DUMÉE, à Meaux.
DUMOUTHIERS, 19, rue de Bourgogne.
DUPONTREUÉ, rue du Bac, 6.
DUPUY, 225, rue Saint-Martin.
DURAND, à Lyon.
DURAND, 38, rue de Boileau.
DURIEZ ET Cie, 20, place des Vosges.
DUROZIEZ, 58, boulevard Saint-Michel.
DUVERGIER, à Levallois-Perret.

ECALLE, 38, rue du Bac.
EPARVIER, à Lyon.
ESCOUFLAIRE Ph., à Ath (Belgique), et Baisieux (Nord).
ESMENARD, 123, avenue de Clichy.
EYMONNET, à Dijon.

FABRI, à Luxeuil-les-Bains.
FALCOZ, 18, rue Vavin.
FALIÈRES ET Cie, à Libourne.
FAMEL, 86, rue de la Réunion.
FARGET, 66, rue de Passy.
FAUCHÉ, à Bordeaux.
FAUDON, 85, rue Turbigo.
FAUDON, 2, rue Ramey.
FAURÉ-MAILHO, à Bordeaux.
FAY, 9, rue de la Paix.
FÈDER (Pharmacie PETIT), 8, rue Favart.
FEIOCK, à Belfort.
FENAILLE ET DESPEAUX, 11 *bis*, rue du Conservatoire.
FÉNÉON, à Lyon.
FERRAND, 163, faubourg Poissonnière.
FERRÉ ET Cie, 142, boulevard Saint-Germain.
FERRÉ, 10, rue de Richelieu.
FERROUILLAT, 35, rue de Rivoli.
FIEVET ET Cie, 110, rue Saint-Denis.
FLOURENS, à Bordeaux.
FONTAINE, 30, avenue de Saint-Ouen.
FOUCHER D'ORLÉANS, 20, boulevard Sébastopol.
FOUGERAT, 44, rue Chaptal, à à Paris-Levallois.
FOURIS, 5, rue Lebon.

Fournier (Eugène), 21, rue de Saint-Pétersbourg.
Fournier (G.), 22, place de la Madeleine.
Fournier, 56, rue d'Anjou.
Fournier, à Issy (Seine).
Fraisse, 83, rue Mozart.
Fraudin à Boulogne-Paris.
Frères maristes, à Saint-Paul-Trois-Châteaux (Drôme).
Freyssinge, 105. rue de Rennes.
Fruneau, à Nantes.
Fumouze frères, 78, faubourg Saint-Denis.

Gabriot, à la Demi-Lune, près Lyon.
Gage, 9, rue de Grenelle.
Gallois, 4, rue Meslay.
Garantie médicale, 30, faubourg Montmartre.
Garde, à Lyon.
Gardy, 45, rue Caumartin.
Garnier, 8, rue des Francs-Bourgeois.
Garraud, 178, rue Montmartre.
Garrigou, à Bordeaux.
Gaudet, à Lyon.
Gauraz, à Mennecy (Seine-et-Oise).
Gauthier, 38, rue Rochechouart.
Gauthier et Cie, 145, rue de Belleville.
Gavinet, à Lyon.
Gazagne, à Pont-Saint-Esprit (Gard).
Genevoix, 14, rue des Beaux-Arts.
Geoffrion, 22, rue Pierre Lescot.
Géraudel, à Sainte-Menehould.
Gerbay, à Roanne.
Gicquel, 72, rue des Tournelles.
Gigon, 7, rue Coq-Héron.
Gilles, à Marseille.
Ginzberg et Cie, 43, rue de Turenne, à Lille.
Girard, 22, rue de Condé.
Girard et Cie, 45, rue Vauvilliers.
Giraud, 217, rue Lafayette.
Givaudan, Trouillat et Cie, à Lyon.
Gœtz, 42, avenue Montaigne.
Gonnon, 14, rue Victor Hugo, à Lyon.
Gory, 122, rue Oberkampf.
Gory et Cie, 5, avenue de l'Opéra.
Goy, 4, faubourg Poissonnière.
Gras, 9, rue Le Peletier.
Grignon, 2, rue Duphot.
Grimaud, 3, rue Ribera.
Grosseron, à Nantes.
Guignier, à Bois-Colombes.
Guillon, 134, boulevard Voltaire.

Hanotel, à Charleville.
Hélios, 32, rue de Bondy.
Herbert, à Clichy.
Hérisé, 21, boulevard Rochechouart.
Hermann et Barrière, 152, faubourg Saint-Antoine.
Hertzog, 26, rue de Grammont.
Hogg, 2, rue Castiglione.
Houdé, 29, rue Albouy.
Houssaye, 54, rue de la Bienfaisance.
Hugé, à Etampes.

Jacquemaire, à Villefranche (Rhône).
Jacquet, à Lyon.

Jammet, 51, rue de Passy.
Jaumes, 2, rue Claude-Bernard.
Jeannon, 24, avenue Mac-Mahon.
Jolivet, 114, faubourg Saint-Honoré.
Jolly, 64, faubourg Poissonnière.
Josset, 6, boulevard Arago.
Joubert, 8, rue des Lombards.
Jouisse, à Orléans.
Jouvent, à Marseille.

Kalle et Cie, à Biebrich-sur-Rhin.
Knoll et Cie, à Ludwigshafen.
Kuenemann, 28, rue de Grammont.
Kugler, 46, rue de Moscou.

Labelonye et Cie, 99, rue d'Aboukir.
Laboratoire Saint-Marc, 6, place de Laborde.
Laboureur, 2, boulevard Raspail.
Laboureur, 113, rue Caulaincourt.
Lacaze, 51, rue Gay-Lussac.
Lachatre, 19, rue des Mathurins.
Lacroix, 76, rue du Château-d'Eau.
Lafont, rue Bonnelier, à Dijon.
Lagasse, à Bordeaux.
Lambiotte frères, 54, rue des Francs-Bourgeois.
Lamouroux, 150, rue de Rivoli.
Lancelot et Cie, 26, rue Saint-Claude.
Lanos, à Avranches.
Lanos, 82, rue Lauriston.
Laprade, à Issoudun.
Laroche-Jaboin, 27, rue de Miromesnil.
La Tilia, à Lyon.
Lauréno1, 36, rue Laugier.
Laurent, 121, avenue de Saint-Ouen.
Le Beuf, 10, rue Lormand, à Bayonne.
Le Chevalier, 95, rue Mouffetard.
Legras, 139, boulevard Magenta.
Legros et Cie, 1, place de la République.
Lemaire, 14, rue de Grammont.
Lenègre, 66, rue d'Hauteville.
Le Perdriel et Cie, 11, rue Milton.
Lepère, 23, place Maubert.
Le Poittevin, 100, boulevard Sébastopol.
Lépouzé, à Monville (Seine-Inférieure).
Leprince, 24, rue Singer.
Leroux, 71, avenue Ledru-Rollin.
Leroy, 9, rue de Cléry.
Levasseur, 23, rue de la Monnaie.
Limousin (Bocquillon-Limousin), 2 *bis*, rue Blanche.
Logeais, 37, avenue Marceau.
Lucas, à Ingrande (Maine-et-Loire).

Macquaire et Cie, 4, quai du Marché-Neuf.
Mairet, à Lyon.
Malleval, 34, rue du Plat, à Lyon.
Manya, à Collioure.
Marchais, à La Rochelle.
Mariani, 41, boulevard Haussmann.
Martignac et Cie, 24, place des Vosges.
Martin, 1, rue Daru.
Martinet, 70, rue Legendre.

Masclet, à Valenciennes.
Massat, 20, rue Saint-Lazare.
Massignon, 93, rue Saint-Honoré.
Masson, 50, avenue Wagram.
Maussey, 16, rue du Parc-Royal.
Max Frères, 31, rue des Petites-Ecuries.
Mayniel, à Boulogne-Paris.
Mazeron, 72, faubourg Poissonnière.
Mazza, 22, rue aux Ours.
Meissonnier, 17, boulevard Magenta.
Menu, 25, rue Rodier.
Merck, à Darmstadt.
Méradier, à Bourges.
Meunier, à Grenoble.
Michel, 6, avenue Victor-Hugo.
Michelat et Lesueur, 9, rue des Guillemites.
Midy, 113, faubourg Saint-Honoré.
Millot et Sainclivier, 49, rue de Bitche, à Courbevoie
Moisan, 65, rue d'Angoulême.
Monal, à Nancy.
Moncour, à Boulogne-Paris.
Monnot, Bartholin et Cie, 13, rue du Grenier-St-Lazare.
Montagu, 12, rue des Lombards.
Moride, 2, rue de la Tacherie.
Moulin, 30, rue Louis-le-Grand.
Mousnier et Cie, 26, rue Houdan, à Sceaux.
Muller, 40, rue de la Bienfaisance.
Muthelet, la Pyramide-Angers.
Mutin, Le Cateau (Nord).

Nadeau, à Bourges.
Natton, 32, rue des Bons-Enfants.
Naud, 20, rue Rambuteau.
Naussac, 32, rue Saint-Merry.
Nicod, 2, rue des Lombards.

Oberlin, 17, place Cadet.
Oliviero, à Boulogne-Paris.

Pachaut, 130, boulevard Haussmann.
Palongié, 31, place Cadet.
Parat, pharmacien à Périgueux (Dordogne).
Pascal, à Voiron (Isère).
Pautauberge et Cie, 22, rue Jules-César.
Pelisse, 49, rue des Ecoles.
Pennès fils et Boissard, 2, rue Jean-de-Latran.
Pepet, 20, faubourg Poissonnière.
Péquart, Verdun-sur-Meuse.
Périnelle, 69, boulevard Voltaire.
Pesqui, le Bouscat, Bordeaux.
Petit (Pharmacie Mialhe), 8, rue Favart.
Petit (Ch.), 4, rue du Parc-Royal.
Petit, à Lyon.
Pharmacie des ambulances urbaines, 96, av. de Clichy.
— Barre, 15, avenue de la Motte-Picquet.
— Cadet-Gassicourt, 6, rue Marengo.
— Centrale des Boulevards, 52, faubourg Montmartre.
— Centrale de France, 7, rue de Jouy.
— des Deux-Mondes, 2, rue des Tournelles.
— Normale, 22, rue Drouot.
— des 3 Bornes, 7, rue de l'Est.
— Polytechnique, 100, boulevard Sébastopol.
Philipon, 30, rue des Ecoles.

Piclin, pharmacien à Caudebec-en-Caux.
Picot, 19, rue Kéréon, à Quimper.
Pierrhugues, 30, rue Vieille-du-Temple.
Pillet, 5, avenue Victoria.
Pinel, 26, rue Baudin.
Piot, 28, rue Sainte-Croix-de-la Bretonnerie.
Planche, à Marseille
Pommier, 78, rue de Seine.
Pourtal, à Nimes.
Pousson, 151, rue Montmartre.
Prost, 38, rue Keller.

Quesneville, 12, rue de Buci.

Rabot, 22, rue de la Paroisse, à Versailles.
Rambuteau, à Mâcon.
Rami, 91, avenue Kléber.
Rebien, 2, rue Bréda.
Reinicke, 39, rue Sainte-Croix-de-la-Bretonnerie.
Renard, à Sens.
Renaudin, à Saint-Nazaire.
Renaux, à Duffel (Belgique).
Ricqlès, 41, rue Richer.
Rispal, 19, boulevard Magenta.
Robert, à Bordeaux.
Robert, à Narbonne.
Roberts et Cie, 5, rue de la Paix.
Robin, 13, rue de Poissy.
Robin, à Bourges.
Rodet, 103, rue Saint-Lazare.
Rousseau, 54, rue de Rome.
Roussel, 10, rue Washington.
Rousset, 114, rue Lafayette.
Rousset, à Lyon.
Roy, à Asnieres.

Sabatier, 71, avenue d'Antin.
Salvatose, 16, rue Saint-Marc
Schaffner, 58, rue de Douai.
Schering, à Berlin.
Sciorelli, 2, place des Vosges.
Secrétan, 52, rue Decamps.
Seguin, 165, rue Saint-Honoré.
Serrette, à Besançon.
Sicre, 8, quai de Gesvres.
Simb, 13, boulevard Haussmann.
Sochaczewski, à Burie (Charente-Inférieure).
Société chimique des usines du Rhône, à Lyon.
— de désinfection, 14, rue des Pyramides.
— française de produits sanitaires et antiseptiques, 35, rue des Francs-Bourgeois.
— du Lysol, 24, place Vendôme.
Souffron et Cie, 22, rue Poncelet.
Swann, 12, rue Castiglione.

Tailleur, à Fontainebleau.
Tanret, 14, rue d'Alger.
Tarible, 3, place Saint-André-des-Arts.
Tarin, 9, place des Petits-Pères.
Tavernier et Aguettant, à Lyon.
Tendron, 49, avenue d'Antin.
Tercinet, 53, boulevard Saint-Martin.
Théry, à Lille.
Thésée à Lesneven.
Thibault, 76, rue des Petits-Champs.
Thomas, 48, avenue d'Italie.
Tissot, 34, boulevard de Clichy.
Touhladjian, à Berck-sur-Mer.
Trapenard, 35, rue des Dames.
Trappe (La) de N.-D des Dombes, par Marlieux (Ain).
Trehyou, 71, rue Sainte-Anne.

18 Janv 12

TROUETTE, 15, rue des Immeubles industriels.
TURQUETY, à Neuilly-Paris.

VAN DEN BRŒCK, à Lille.
VAUCHERET, 74, rue Rambuteau.
VÉE, 24, rue Vieille-du-Temple
VERGER, à Roanne.
VERNADAT, 16, rue de la Huchette.
VERNADE, à Bourges.
VERNADE, 64, boulevard Edgar-Quinet.
VERNE, à Grenoble.
VERNE, 32, rue Saint-Paul.
VERNE (A.-J.), 1, rue Pasteur.
VERRIER ET GUILHERMET, 64, rue des Tournelles.
VIAL, 1, rue Bourdaloue.
VIAL, 14, rue Victor-Hugo à Lyon.
VICARIO, 17, boulevard Haussmann.
VIGIER, 12, boulevard Bonne-Nouvelle.
VIGIER (P.-V.), 70, rue du Bac.
VILLE, à Saint-Hilaire-de-Harcouet (Manche).
VIRENQUE, 8, place de la Madeleine.
VIROTTE-DUCHARME, 2, rue des Volontaires.
VIVIEN, 126, rue Lafayette.
VOIRY, 5, boulevard de Courcelles.

WINCKLER, à Montreuil-sous-Bois.
WISLIN, 31, rue de Seine.
WUHRLIN, 11, rue Lafayette.

YVON, 7, rue la Feuillade.

Poitiers. — Imp. Blais et Roy.

www.ingramcontent.com/pod-product-compliance
Ingram Content Group UK Ltd.
Pitfield, Milton Keynes, MK11 3LW, UK
UKHW020425200726
13857UKWH00002B/291

9 782012 925250